오드리다이어트 혁명

한의사 **조정식** 지음

괴로운 식이요법 없이
힘겨운 운동요법 없이
두려운 요요현상 없이

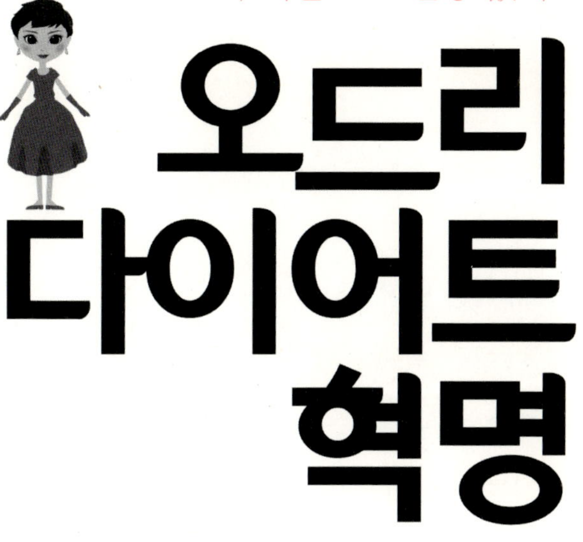

오드리 다이어트 혁명

한의사 **조정식** 지음

건강다이제스트

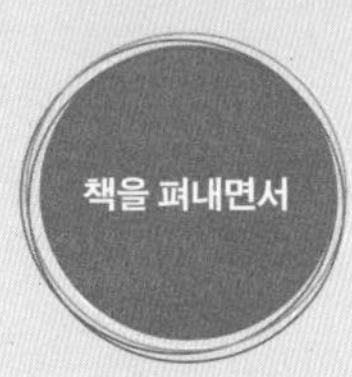

물 빼는 다이어트는 가라!
살 빼는 다이어트를 하자!

"풍만해 보이시네요."

"체격이 펑퍼짐하십니다."

"아이구, 몸매가 튼실튼실하십니다."

참으로 살 떨리는 얘기다. 별로 살이 쪄 본 기억이 없는 필자로서는 '비만' '다이어트'라는 단어가 처음에는 별로 크게 관심이 없었다.

그러나 환자분들, 특히 여성분들을 진료하면서 관심을 둘 수밖에 없었다. "원장님, 한약 먹으면 살찐다고 하던데, 살 안 찌게 해 주세요." 이구동성으로 하는 말이었다.

결론적으로 말하면 한약을 먹는다고 해서 살이 찌는 것은 결코 아니다. 실제로 임상에 임하다 보면 어떤 사람은 한약을 복용하고서 체중이 빠지는 경우도 있고, 또 어떤 사람은 약간 체중이 늘어나기도 한다. 물론 체중에 거의 변화가 없는 사람들이 대부분이다. 어떤 한약을 복용하느냐에 따라 좌우되는 것이지 한약=체중 증가는 절대 아니라는 말이다.

그래서인지 한의원에 내원하는 사람들의 목표도 다양하다. 어떤 사람은 체중을 늘려달라고 오기도 하고 어떤 사람은 체중을 줄여달라고 내원하기도 한다.

필자가 이 책을 쓴 것도 이와 무관하지 않다. 체중을 늘려달라는 사람들에게 뭔가를 해주고 싶었다. 또 체중을 줄여달라는 사람에게도 도움이 되고 싶었다. '체중이 늘어나거나 줄어드는 메커니즘은 뭘까?' 알고 싶었다.

그렇게 세월이 흘렀다. 그러면서 도래하게 된 영양의 과잉시대! 많은 이들이 육체적, 정신적 건강을 위해서 살 빼기를 원했다. 그분들이 원하는 대로 해 드리고 싶었다. 그러나 전제조건이 있었다.

첫째, 의지로 굶거나 절식을 하지 않아도 될 것!

많은 사람들은 체중을 줄이기 위해서 독한 마음을 먹고 절식이나 단식을 한다. 그러나 작심삼일! 나약한 의지력에 실망하고 좌절한다. 스스로를 질책한다. 이것은 필자가 원하는 진정한 다이어트가 아니었다.

둘째, 마음껏 먹을 수 있을 것!

먹고 싶은 마음이 생기는 데도 먹지 못하고 참는 것에는 한계가 있다. '이번만 먹고 다음에는 먹지 말아야지.'라는 마음으로 한 숟가락 먹은 다음의 죄책감은 이루 말할 수 없다. 스스로를 미워한다. 이것 또한 필자가 원하는 진정한 다이어트가 아니었다.

셋째, 체지방을 줄일 것!

체중은 근육, 뼈, 체수분, 체지방 등으로 이루어져 있다. 아침은 소식, 점심은 절식, 저녁은 단식… 굶어서 체중을 줄인다. 근육의 무게가 준다. 체중이 줄었다고 좋아한다. 그러나 진정한 다이어트가 아니다.

아침은 이뇨제, 점심은 사우나, 저녁은 사하제… 물 빼서 체중을 줄인다. 체수분의 무게가 준다. 체중이 줄었다고 좋아한다. 그러나 진정한 다이어트가 아니다.

이렇게 대부분의 다이어트는 체수분을 빼고, 근육을 줄인다. 이것은 필자가 원하는 진정한 다이어트가 아니었다.

1. 의지로 굶거나 절식하지 않아도 될 것

2. 마음껏 먹을 수 있을 것

3. 체지방을 줄일 것

이 3가지 조건은 살 빼는 약물을 개발하고 처방을 만드는 데 있어 결코 양보할 수 없는 전제조건이었다.

그렇게 세월이 흘렀다. 그러는 사이 임상경험도 차곡차곡 쌓이기 시작했다.

어떤 사람에게는 아주 다이나믹하게 효과적이었던 약물이 다른 사람에게는 별로 신통치 않아 실망도 하고, 또 의외의 효과 앞에서 전율도 하면서 지난한 과정이 지나갔다. 때로는 희열감에, 때로는 좌절감에 숱하게 밤을 지새기도 하였다.

다들 회의적이었다. "마음껏 먹고 살을 뺀다는 게 가능하냐?"고.

물론 맞는 말이다. 하지만 생기는 식욕을 억지로 참고 단식하거나 절식하는 것은 마음을 아주 독하게 먹은 며칠 혹은 몇 주간은 가능할지 모르겠지만 장기적으로 보면 결코 성공할 수 없다는 것은 너무도 자명했다.

오히려 억눌렸던 식욕에 대한 보상으로 더 많은 음식을 탐하게 되고, 그것은 더 심한 요요현상을 부를 것이고, 더 심한 비만을 초래할 것이다.

'이것을 치료라고 할 수 있을 것인가?'

'하루 종일 사우나에서 땀 빼고 소변이나 대변으로 물 빼서 체중을 줄이는 것을 치료라고 할 수 있을 것인가?'

포기하지 않았다. '지금 당장 100% 만족시킬 수 있는 처방이 나오지 않더라도 한발 한발 나아가고 연구하다 보면 분명히 그러한 것을 발견하게 되리라.' 기대를 안고 묵묵히 걸었다. 그렇게 벌써 10여 년 가까운 세월이 흘렀다. 그리하여 드디어 찾았다.

첫째, 억지로 참지 마라.

스스로의 의지력을 실험하지 않아도 된다. 이제는 스스로를 나약하다고 질책하지 않아도 된다.

둘째, 마음껏 먹어라. 단, 먹고 싶으면.

한 숟가락 덜 먹은 나를 자랑스러워하고, 한 숟가락 더 먹은 나를 미워하는 일희일비의 감정을 버려라. 이제는 스스로를 미워하지 않아도 된다.

셋째, 체지방 위주로 빠진다.

인위적으로 체수분을 빼지 않는다. 인위적으로 근육을 줄이지 않는다. 이제는 볼륨이 생기는 스스로를 자랑하게 될 것이다.

이제는 자신 있게 말할 수 있다. "물 빼는 다이어트는 가라. 살 빼는 다이어트를 하라."고.

동무 이제마 선생과 양평군 허준 선생을 흠모하는

산음 출신의 산음동양 조정식

CONTENTS

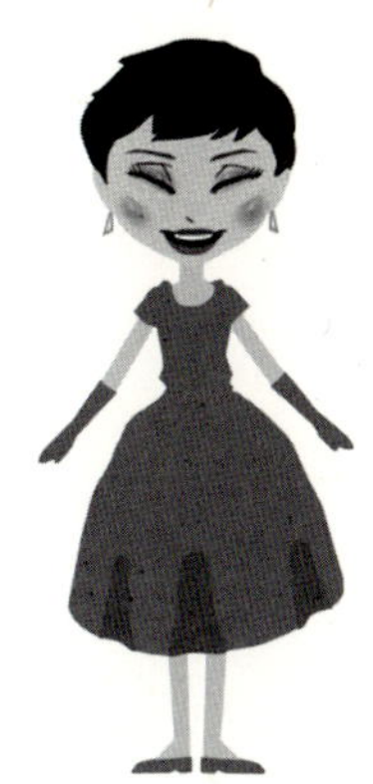

PART 1

기존 다이어트는
몸과 마음이 나빠지는 '악순환'

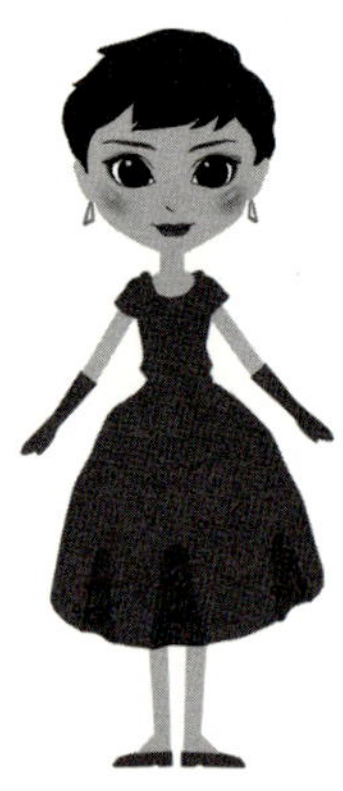

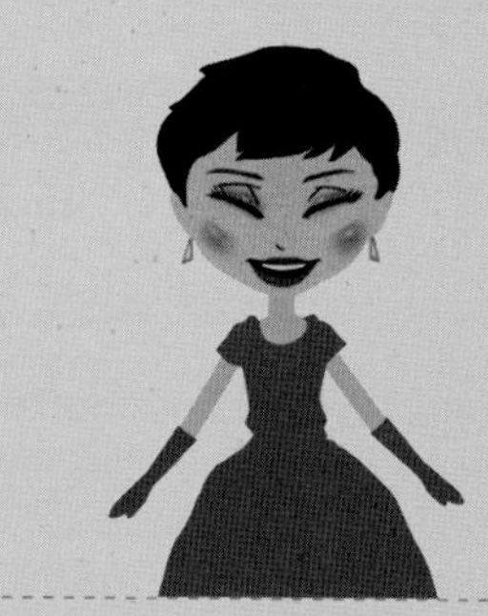

오드리다이어트는 즐겁다!

오드리다이어트는 즐거움과 건강함이다!

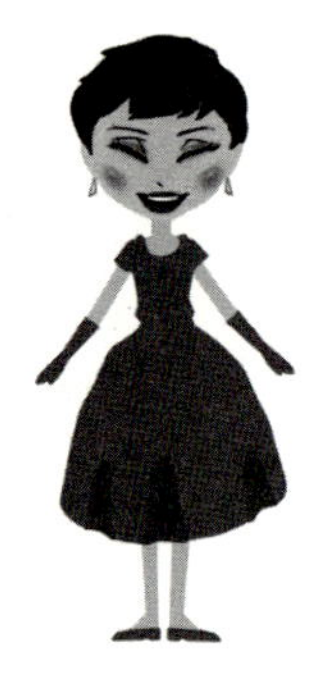

01

괴로운 식이요법이 필요 없는
오드리다이어트

오드리다이어트는 식이요법이 필요 없다.
식이요법 없이 어떻게 다이어트가 가능할까?

괴로운 식이요법이
필요 없다

'다이어트' 하면 아마도 가장 먼저 떠오르는 이미지는 식욕을 억지로 참으면서 침을 꼴깍꼴깍 삼키는 모습일 것이다. 그만큼 다이어트는 식이조절과 밀접히 연관돼 있다는 것이 당연시되어 있다.

물론 식이조절을 하면서 어떤 식이요법을 선택하느냐에 따라 다이어트의 결과가 달라지는 것도 사실이다. 이렇게 하면 체수분의 감소와 체중의 감소가 일어나기 때문이다. 체중 감소를 확인하는 순간 우리는 다이어트에 성공했다며 감격의 눈물을 흘리기도 한다.

그러나 이렇게 식이조절에 따른 체수분의 감소, 체수분의 감소에 따른 체중의 감소는 현상학적으로는 체중 감소라는 목표에 도달하였기에 다이어트 성공이라고 볼 수 있지만 원래 다이어트의 목적에는 부합하지 않는다.

현재 알려진 식이조절 요법은 다양하다. 황제다이어트, 덴마크다이어트, 원푸드다이어트, 디톡스다이어트 등등. 어마어마하게 다양한 식이조절 요법들이 있다.

그런데 식이조절 요법의 핵심 이론은 "저칼로리 열량의 식이 섭취로 흡수되는 칼로리를 줄이면 체중은 감소한다."는 것이다.

이를 위해 건강보조식품류의 제품을 섭취하면서 식이조절을 하거나, 특정 약물의 복용을 통해서 식욕을 억제하거나, 칼로리 조절 식단을 구성하여 일기 등에 기록하면서 식사를 줄이거나 인내하는 방법이다.

식이조절을 하면 당연히 체중의 감소는 일어나게 되어 있다. 그런데 식이조절을 하는 것이 너무도 힘들기에 각종 편법들이 동원되기도 한다. 포만감을 주는 저칼로리식이라든지, 식욕억제제 등을 통한 식욕 불만족을 잠재우는 방법 등이 활용되기도 한다. 문제는 어떠한 방법의 식이조절이든 궁극적으로 식이조절 다이어트는 그 과정 중에서 몸과 마음의 문제를 일으키게 된다는 데 있다.

그러한 문제점들이 다시금 현상화되는 것이 요요현상이다. 물론 요요현상만 일어난다면 '에이, 요요가 일어나면 또 하지.'라고 생각해버릴 수도 있지만 식이조절을 통한 몸과 마음에 부정적 문제도 다양하게 발생한다는 데 문제의 심각성이 있다.

따라서 건강한 다이어트는 식이조절 없이 하는 다이어트여야 한다. 건강하고자 다이어트를 하는데 몸과 마음에 나쁜 생채기가 생기면 안 될 일이다. 오드리다이어트의 탄생 이유다.

오드리다이어트는 식이조절을 활용하지 않는다.

오드리다이어트는 식이조절이 필요 없다.

오드리다이어트는 마음껏 먹어도 된다.

오드리다이어트를 하는 동안에 오드리다이어트 때문에 금할 음식은 없다. 다만, 술과 밀가루는 오드리다이어트의 효과에 영향을 미칠 뿐이다.

대부분의 기존 다이어트가 식이요법에 집착하는 이유

기존에 알려진 다이어트 중 대부분이 식이조절에 집착하는 이유는 논리적으로 아주 명확한 이론적 근거에서 출발한다.

'섭취된 칼로리-소비된 칼로리=축적된 칼로리'라는 단순 명쾌한 논리에서 시작한다. 섭취된 칼로리가 많다면 축적되는 칼로리가 많아짐은 당연하다. 소비된 칼로리가 적다면 축적되는 칼로리가 많아짐은 당연하다.

따라서 섭취되는 칼로리를 줄이는 식이요법이 등장하게 된 것이다. 따라서 소비되는 칼로리를 늘리는 운동요법이 등장하게 된 것이다.

그러나 여기에는 이미 오류가 있다. 우리 몸을 바라보는 가장 기본적인 전제인 생리적 측면에서의 이해가 잘못되었다는 것이다. '동일한 수치의 칼로리를 음식과 상관없이 우리 몸은 동일한 칼로리로 받아들일 것이다.'라는 잘못된 전제에서 출발하기 때문이다.

결론부터 말하면 '동일한 칼로리 양을 지닌 음식도 우리 몸은 동일하게 받아들이지 않는다.'는 것이다.

섭취된 음식물의 영양학적 칼로리는 동일할 것이다. 그러나 우리 몸은 섭취되는 음식물을 단순하게 영양학적 칼로리 측면에서만 흡수하지 않는다. 즉, 칼로리 양이 동일하다 하더라도 음식물에 따라 다르게 받아들인다는 것이다.

그동안 다이어트할 때 식이요법 혹은 식이조절에 집착할 수밖에 없었던 이유는 '음식물의 칼로리적 정량화' 측면에서만 이해했기 때문은 아닐까?

정작 음식물을 섭취하고 소화하고 배설하는 과정에서 주체가 되어야 할 복잡한 인간의 생리, 병리의 생물학적 이해는 철두철미하게 배제된 결과라고 생각한다. 단순하게 음식물의 물리, 화학적 측면만 부각되어 '섭취된 음식물의 화학적 칼로리를 물리적 기계로 이해된 인간이 받아들일 것이다.'라는 논리에서 출발하였던 것이다.

오드리다이어트의 '식이조절 없이'라는 가장 큰 명제의 출발은 인간의 생물학적인 생리, 병리기전에 대한 심각한 고민에서 출발하였다.

10여 년이 넘는 힘겹고 두려운 오랜 시간의 노력으로 결론을 찾았고, 그에 대한 해답이 '식이요법이 필요 없는' 건강한 오드리다이어트다.

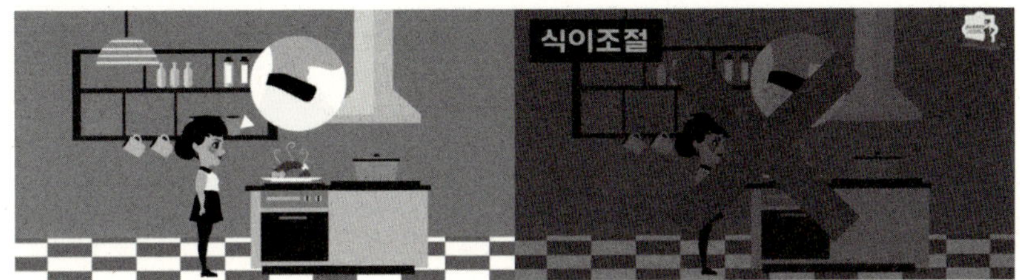

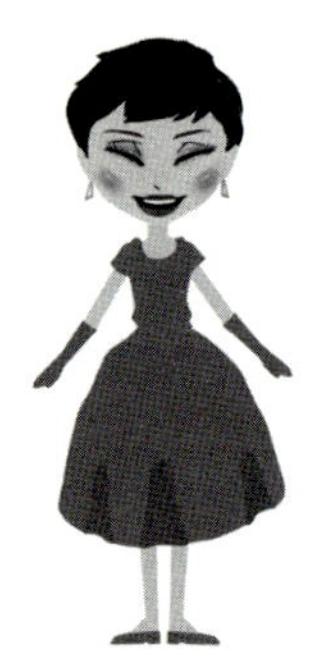

02

힘겨운 운동요법이 필요 없는
오드리다이어트

오드리다이어트는 운동요법이 필요 없다.
운동요법 없이 어떻게 다이어트가 가능할까?

힘겨운 운동요법이 필요 없다

결론부터 말하자면 "**운동으로는 체지방의 분해가 이루어지지 않는다.**"는 것이다. 운동으로 체지방 분해가 이루어지기 위해서는 아주 까다로운 전제조건 몇 가지가 있다. 핵심적인 단어 몇 가지로 요약하자면 "노동 정도로 힘들게 쉼 없이 이루어지는 운동만이 체지방을 분해할 수 있다."는 것이다. 즉, 아주 강한 강도로, 쉼 없이, 30분 이상을 운동하여야 체지방이 분해되기 시작한다는 말이다. 사실 이 정도의 운동이라면 '운동'이라고 표현하기보다는 '노동'이라고 표현하는 것이 더 적합할 것이다.

운동을 시작하면 우선 초기에는 혈관 내의 에너지를 사용하게 된다. 그 다음으로는 근육 내의 에너지를 사용하게 되고, 그 다음으로는 간에 축적된 에너지를 사용하게 된다. 우리 몸은 그렇게 순차적으로 사용하게 되고, 그 이후에 부족한 에너지는 최종적으로 지방세포에 축적된 에너지를 활용하게 된다. 그러한 지방세포 내의 에너지 활용 과정에서 지방이 분해되면서 수분이 생성된다.

이러한 과정을 거치기 위해서는 단 1초도 쉬지 않고 지속적으로 운동을 하여야 한다. 그것도 아주 고강도의 운동을 하여야 한다. 그래서 통상적으로 행해지는 운동으로 체지방의 분해는 쉽지 않다.

운동선수가 아닌 일반인들이 이 정도의 강도와 시간으로 운동을 하는 것은 거의 불가능하다. 따라서 **"운동으로는 체지방의 분해가 이루어지지 않는다."**라고 단도직입적으로 과장되게 말할 수 있다.

그럼에도 우리는 주변에서 "운동으로 살을 뺐다."라고 말하는 사람들을 자주 보게 된다. 그런데 사실 운동으로 살을 뺐다고 하는 경우는 '운동의 효과'라기보다는 '노동' 정도의 강한 운동을 할 정도로 강한 의지력의 소유자이기에 인위적으로 식이요법을 병행하는 경우가 많다. 따라서 운동의 효과가 아닌 식이요법의 효과가 나타난 것으로 이해하면 된다.

그러나 식이요법보다는 운동요법에 대한 긍정적인 기대가 더 크기에 스스로는 운동으로 다이어트에 성공했다고 생각하기 쉽다. 물론 일정 부분은 운동으로 인한 땀 배출 등의 체수분 감소로 체중 감소의 효과가 있을 순 있다. 하지만 건강한 다이어트는 체수분이 아닌 체지방이 건강하게 분해될 때만 해당하기에 무리한 운동을 통한 체수분 감소의 다이어트는 건강한 다이어트라고 할 수 없다.

대부분의 기존 다이어트가 힘겨운 운동을 추천하는 이유

기존에 알려진 대부분의 다이어트가 힘겨운 운동을 추천할 수밖에 없는 논리는 명백하다. '**섭취된 칼로리-소모된 칼로리=축적된 칼로리**'의 이론에 따라 음식물로 섭취된 칼로리를 최대한 소모할 수 있어야 축적되는 칼로리를 줄일 수 있기에 섭취되는 칼로리를 줄이기 위한 식이요법과 더불어 소모되는 칼로리를 늘리기 위한 운동요법이 추천될 수밖에 없는 것이다.

하지만 과연 이러한 논리가 맞는지의 여부에 대하여 다이어트의 옳은 목적을 생각해 보면서 곰곰이 살펴보도록 하자.

질문1 : 운동은 좋냐? 나쁘냐? 좋은 운동은 좋고, 나쁜 운동은 나쁘다.

질문2 : 그러면 좋은 운동이 따로 있고, 나쁜 운동이 따로 있느냐? 그럴 수도 있고, 그렇지 않을 수도 있다.

말장난 같다. 그러나 단순한 말장난이 아니다. 좋은 운동이라 함은 어떠한 운동일까? 또 나쁜 운동이라 함은 어떠한 운동일까?

이 물음에 대한 올바른 답은 운동의 종류보다는 동작에서 그 해답을 찾으면 될 듯하다. 무리감을 주는 동작의 운동은 좋지 않을 것이며, 적절함을 주는 동작의 운동은 좋을 듯하다. 즉, 무리감을 주는 동작의 운동은 나쁜 운동이고, 적절함을 주는 동작의 운동은 좋은 운동이다.

그러나 여기에 또 하나의 기준이 필요하다. 사람마다 운동에 대한 반응도가 다르다는 것이다. 그래서 결론적으로 적절함을 주는 동작의 좋은 운동을, 운동을 하는 사람이 긍정적으로 받아들일 수 있는 강도의 운동이 가장 좋을 듯하다.

자, 그렇다면 다이어트에 운동은 전혀 필요치 않을까? 아니다. 건강한 몸과 마음의 일상생활을 위해서는 당연히 필요하다. 다만, 여기서 '운동요법 없이' 하는 다이어트라 함은 기존 이론에 따라 섭취된 칼로리의 소비를 늘린다는 맹목적인 목표로 거론된 운동을 말한다.

실제로 기존 다이어트에서 체중 감량을 목표로 요구되었던 무리한 운동은 소모되는 칼로리를 조금 늘릴 수 있지만 실상 체지방의 감소에는 크게 효과적이지 않다.

> 무리한 운동의 다이어트 효과는 일정 부분 체수분 감량을 통한 체중 감량에 지나지 않는다. 1차적으로 체지방을 분해시키는 것이 아니라 체수분 감소에 따른 2차적 체지방의 감소라는 것이다.

대개 무리한 운동으로 체중 감량에 성공하였다고 하는 사람들의 말을 잘 추론해 보면, 과도한 운동과 식이조절이 대부분 같이 진행되었음을 확인할 수 있다. 즉, 운동은 심리적인 만족감이며, 실질적인 체중의 감소는 식이조절에 따른 현상이라고 보면 된다.

물론 무작정 식이조절만 하면서 체중의 감소를 유도한 사람들에 비해서는 긍정적인 방법을 선택했다고 할 수 있다. 하지만 운동으로 살을 뺐다고 생각해서 차후에 운동을 하지 않으면 살이 찔 것 같고, 스스로에게 잘못을 하고 있다는 생각처럼 부정적인 죄의식을 가지는 경우가 많다.

결론적으로 말해 운동은 다이어트를 위해서는 해도 되고, 하지 않아도 된다. 다만 건강을 위한 운동이라면 적절하게 무리되지 않게 근육을 움직이는 것이 좋다. 오드리다이어트는 다이어트를 위한 운동을 필요로 하지 않는다.

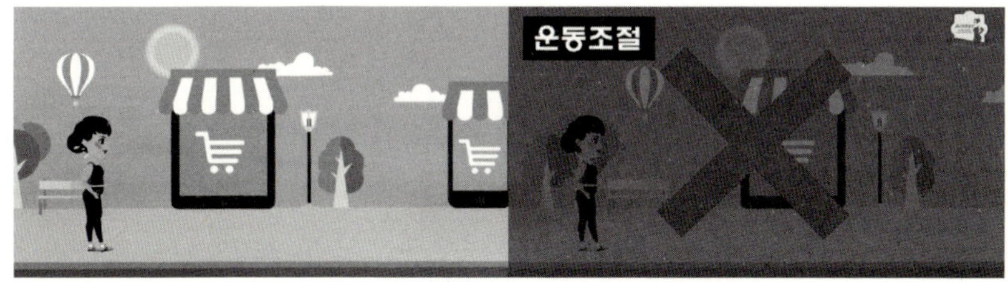

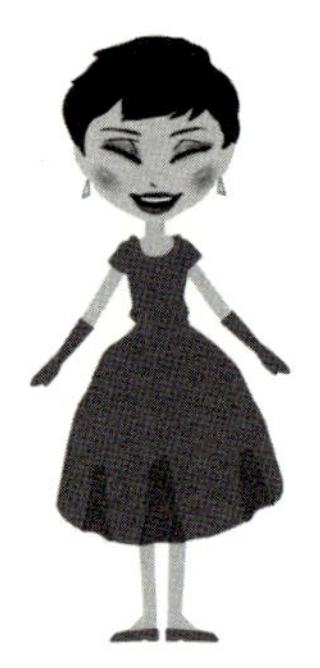

03

두려운 요요현상이 걱정 없는 오드리다이어트

오드리다이어트는 요요현상이 걱정 없다.
요요현상 없이 어떻게 다이어트가 가능할까?

두려운 요요현상이 걱정 없다

체중 감소 후의 가장 큰 적은 요요현상이다. 거의 대부분 기존의 다이어트 후에는 필연적으로 다시금 빠진 만큼 체중이 증가하거나, 빠진 것보다 체중이 더 증가하는 요요현상이 발생한다. 사실 이것은 어떻게 보면 당연시 되어 왔던 부분이다. 그러나 요요현상이 생기는 원인을 파악해 보면 이는 전혀 다른 얘기가 된다.

늘 강조하지만, 다이어트의 목적은 분명하다. 건강한 몸과 마음을 위해서다. 건강한 몸을 위해서 나쁜 노폐물을 제거하여야 하며, 건강한 마음을 위해서 날씬한 몸매를 가지고 싶은 것은 인지상정이다.

그럼에도 불구하고 우리는 다이어트의 목적에 부합하지 않은 다이어트 목표를 설정해왔다. 그것은 다름 아닌 '체중 감소'다. 체중 감소를 위한 맹목적인 다이어트를 해왔다. 그 결과는 너무도 실망스러웠다. 체중 감소를 위한 다이어트는 필연적으로 체수분 감소를 통한 체중 감소로 이어지고, 이런 체수분 감소를 통한 체중 감소는 당연히 요요현상을 불러올 수밖에 없었다.

따라서 여태까지 당연함으로 여겼던 요요현상은 '체수분 감소를 통한 체중 감소 다이어트'에서는 피할 수 없는 현상이었다.

그러나 이제부터는 그 악순환의 굴레를 끊을 수 있다. 지긋지긋한 요요현상을 피할 수 있다는 말이다. **다이어트의 진정한 목적을 위해서 '체지방 감소를 통한 건강한 다이어트'를 목표로 오드리다이어트를 한다면 요요현상은 더 이상 걱정거리가 아니다.** 더구나 오드리다이어트를 통해서 조금 더 건강해진 몸과 마음을 가지게 됨을 스스로 확인할 수도 있게 될 것이다.

기존 다이어트에서는 필연적으로 일어나는 요요현상이 오드리다이어트에서는 발생하지 않는 이유는 뭘까? 그것은 바로 기초대사량 증가에 있다. **즉, 오드리다이어트는 기초대사량을 상승시키는 다이어트라 할 수 있다.**

기존 다이어트의 대부분에서는 기초대사량이 저하됨으로써 체수분이 빠지고, 체중의 감소에도 불구하고 몸이 무겁고 처진다고 호소하는 사람이 부지기수다.

이에 비해서 오드리다이어트는 기본적으로 기초대사량의 기능을 해치지 않는다. 그렇기 때문에 기존의 다이어트로 인해 발생하는 수많은 부작용을 막을 수 있다.

> 오드리다이어트는 기초대사량을 유지시키거나 혹은 올리기 때문에 꾸준한 오드리다이어트 이후에는 새로운 변수 개입 없이 오드리다이어트 중의 일상생활을 그대로 진행한다면 요요현상이 거의 일어나지 않는다.

이제는 오드리다이어트로 건강한 맵시를 느껴야 할 때다.

대부분의 기존 다이어트에서 요요현상이 생기는 이유

'요요현상(Yo-yo effect)'이란 음식물 섭취를 극도로 제한하여 살을 빼는 잘못된 다이어트로 인해서 생기는 현상이라 할 수 있다. 즉, 다이어트로 인해 줄었던 체중이 스스로의 보호 기전을 일으켜 대사량을 줄이고 오히려 식욕 증가를 일으켜서 다이어트 시작과 비슷하거나 시작 전보다 더 늘어나는 현상을 의미한다. 이러한 요요현상이 일어나는 기전을 조금 더 자세하게 살펴보면 다음과 같다.

- 평상시에 섭취하던 음식물의 양을 절제하면 그에 따라 체수분의 감소가 먼저 이루어지고, 그 다음으로 체중의 감소가 이루어지게 된다.

- 물론 체수분의 감소에 따라 우리 몸은 부족한 수분을 보충하기 위해 체지방을 분해시킨다. 이렇게 체수분 감소에 따라 어쩔 수 없이 2차적으로 체지방의 분해가 이루어지기는 한다.

- 그러나 체수분 감소에 따라 어쩔 수 없이 분해된 체지방은 기존 다이어트가 중지되면 체수분의 증가로 체중이 증가하면서 체지방의 급격한 상승을 동반하게 되는데, 기존 다이어트 이전보다 더 많이, 더 빠르게 체지방이 축적된다.

• 즉, 기존 다이어트를 하기 이전보다 더 많은 체지방의 누적이 이루어지게 되는 이른바 '요요현상'이 나타나게 되는 것이다.

요요현상은 현상학적으로 보면 체중의 수치에 초점이 맞춰지면서 다이어트 이전의 체중과 다이어트 이후의 체중을 단순 비교할 수밖에 없다. 하지만 실제적으로 체중이 감소하고 증가하는 이면에는 체중의 구성 성분인 체수분과 체지방의 관계성 속에 드러나는 현상임을 이해할 수 있다. 따라서 요요현상을 '체중'이라는 수치가 아닌 체지방과 체수분과의 관계로 살펴보면 기존 다이어트로 인한 체수분 감소가 일정 부분의 체지방 감소를 유도하면서 집중적으로 체중의 감소를 일으킨다.

이렇게 되면 기존 다이어트 이후에는 기존의 평소 섭취에너지 정도에서도 저하된 기초대사량으로 소비되지 못한 과잉에너지가 발생하게 되고, 이로 인해 잉여의 에너지는 체지방의 증가를 불러일으키며, 결과적으로 이것이 다시금 기존 다이어트 이전보다 더 많은 체중으로의 증가를 일으킨다고 볼 수 있다.

오드리다이어트는 체지방의 요요가 없다

오드리다이어트에는 요요현상이 일어날 수 없다. 왜

냐하면 오드리다이어트는 괴로운 식이요법이 병행되지 않기 때문이다. 식이요법이 없음에도 불구하고 체지방이 우선적으로 감소하고, 이에 따라 감소된 체중이기에 기초대사량의 저하가 이루어지지 않는다. 오히려 오드리다이어트는 기초대사량의 유지 및 상승이 이루어져 오드리다이어트 이전보다 더 활기차고 가벼운 몸과 마음을 가지게 된다.

그래서 오드리다이어트 이후에는 이전의 몸과 마음과는 전혀 다른 양상을 지니게 된다고 할 수 있다. 오드리다이어트 이후에 부정적인 변수가 새롭게 개입되지 않으면 오드리다이어트로 변한 몸과 마음은 일정시간 동안은 잘 유지될 것이다.

그러나 만약 중간에 부정적인 영향이 개입된다면 다시금 몸과 마음은 오드리다이어트 이전으로 돌아갈 수 있다. 이는 오드리다이어트의 요요현상이 아니라 새로운 부정적 변수의 개입에 따른 몸과 마음의 변화일 뿐이다. 물론 부정적인 변수의 새로운 개입이 있어 오드리다이어트 이전으로 몸과 마음이 돌아간다고 하더라도 오드리다이어트의 기초대사량 상승으로 변해진 건강한 몸과 마음이 급격하게 나빠지지는 않을 것이다.

만약 꾸준하게 오드리다이어트를 한 이후에 오드리다이어트 이전의 체중으로 극단적으로 다시금 늘어난다고 하더라도 이는 요요현상이 아니다. 왜냐하면 오드리다이어트가 어떠한 이유에 의해서 중지된 후 몸에 맞지 않은 음식물의 지속적인 섭취나 건강보조식품 복용 등의 부정적 변수가 개입되어 체수분의 증가로 체중이 늘어나지만 오드리다이어트로 기초대사량이 상승하여 건강하게 분해된 체지방은 오드리다이어트 이전보다 적은 수치를 유지하기 때문이다.

비록 부정적인 변수로 체수분의 증가에 따른 체중 증가가 일어나서 오드리다이어트 이전과 동일 체중 혹은 그 이상의 체중이 되더라도 오드리다이어트 이전의 체지방보다는 적은 체지방을 보이게 된다. 이러한 현상은 오랫동안 추적된 결과이며, 숱한 오드리다이어트를 경험하신 분들의 데이터를 통해 입증된 사실이기도 하다.

체지방의 요요현상이 없음은 오드리다이어트가 건강한 다이어트임을 대변하기도 한다. 특히 기존 다이어트의 괴로운 식이요법, 힘겨운 운동요법도 없이 체지방을 감소시키고 더구나 감소된 체지방이 부정적 변수만 개입되지 않는다면 다시금 급격하게 증가하지도 않는다는 사실은 오드리다이어트의 핵심적 자랑이기도 하다.

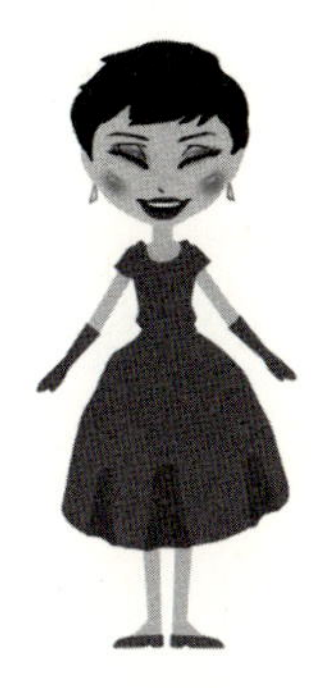

'즐거움'을 드리는 오드리다이어트

오드리다이어트는 즐거운 다이어트다.
기존 다이어트는 괴롭고, 힘들다고 알려져 있는데
어떻게 즐거운 다이어트가 가능할까?

오드리다이어트는 즐겁다

오드리다이어트는 '즐거움'이다.

오드리다이어트는 괴로운 식이요법이든, 힘겨운 운동요법이든, 또 다른 요법을 요구하지 않기 때문이다.

- 오드리다이어트는 기존의 생활을 그대로 유지하라고 권유한다.
- 오드리다이어트는 이전에 하던 생활 패턴에서 어떤 행위를

새롭게 억지로 중단하지 말라고 말씀드린다. 어렵게 중단된 것은 언젠가는 다시금 하게 되어 있기 때문이다.

- 오드리다이어트는 기존 다이어트와 달리 이전에 하던 생활패턴이나 나중에 할 수 있는 생활패턴 중 지속적으로 편하게 할 수 있는 생활패턴을 정해서 음식생활, 운동생활, 정신생활 등 모든 환경 여건을 그대로 유지하면 된다.
- 오드리다이어트는 새로운 변수를 개입시키지 않는 것을 원칙으로 한다.

따라서 오드리다이어트는 인위적으로 괴롭게, 힘겹게 할 필요가 없다. 그래서 오드리다이어트는 즐겁다. 이 말에는 많은 내용들이 포함되어 있다.

하루에 4끼를 드시는 분

하루에 3끼를 드시는 분

하루에 2끼를 드시는 분

하루에 1끼를 드시는 분

다양한 식사패턴이 존재한다. 오드리다이어트는 오드리환을 복용하기 위해서 끼니를 챙겨 드시라고 말씀드리지 않는다. 오드리다이어트는 오드리환을 복용하면서 더 많은 체중 감소를 위해서 끼니를 거르라고도 말씀드리지 않는다.

‘음식’은 신성하다. 누군가의 노력에 의해서 형성된 자연의 선물이다. 그러한 신성한 음식에 대해서 부정적인 생각을 하면 안 된다. 긍정적으로 ‘감사의 마음’으로 마음껏 드시면 된다.

단, 평소보다 더 많이 드셨다고 ‘걱정’이 되면 ‘걱정’ 되는 그 마음을 편안하게 하기 위해서 오드리환으로 몸을 조금 더 활력 있게 만들어 주면 된다. 오드리다어어트와 함께 몸과 마음이 건강해지는 다이어트를 즐기면 된다.

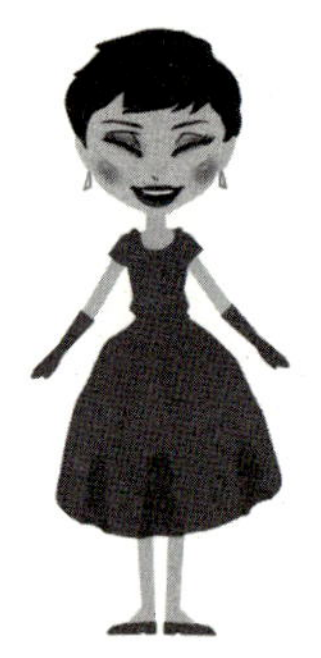

05

혈관 건강지수가 좋아지는
오드리다이어트

오드리다이어트는 혈관 건강지수가 좋아지게 한다.
혈관 건강지수가 플러스 높은 값에서 플러스 낮은 값으로
혹은 마이너스 값으로 변한다.

오드리다이어트는
혈관 건강지수를 맑힌다

오드리다이어트를 시작하기 전 혈관 건강지수를 측정하면 대부분의 경우에는 혈관 건강지수가 좋지 않다. 오드리다이어트를 하면서 혈관 건강지수를 측정하면 대부분의 경우 혈관 건강지수의 수치가 +높은 값에서 +낮은 값으로 혹은 -값으로 변하는 경우가 대부분이다.

혈관 건강지수는 혈관 내의 건강도를 파악할 수 있기에 오드리다이어트가 혈관 내의 성분을 좋게 하는 것임을 방증한다. 혈관 건강지수는 혈관 내의 혈구 수를 측정 센서로 체크하여 평균치와 비교하여서 어느 정도의 건강도를 가지고 있는지를 파악하는 중요한 지표와도 같기 때문이다.

대체로 혈관 건강지수가 나쁜 경우에는 +수치를 보이게 되며, +1당 현재 나이에 비해서 1세 정도가 늙었다고 판단하면 된다. 대체로 혈관 건강지수가 좋은 경우에는 -수치를 보이게 되며, -1당 현재 나이에 비해서 1세 정도가 어리다고 판단하면 된다.

그동안 임상에서 만난 숱한 환자분 중에서 혈관 건강지수가 가장 좋지 않았던 사람은 +48이었다. 즉, 혈액 내의 순환 패턴이 환자분의 실제 나이에 비해서 48세가 많을 정도로 좋지 않음을 의미한다.

물론, 그동안 혈관 건강지수가 가장 좋았던 분은 -47이었다. 즉, 혈액 내의 순환 패턴이 너무 좋으셔서 환자분의 실제 나이에 비해서 47세가 더 어리다 할 정도로 건강하다는 의미이다.

이러한 혈관 건강지수가 오드리다이어트를 통해서 좋아진다. 대개 오드리다이어트를 하기 위해 내원하는 사람들은 혈관 건강지수가 좋지 않다. 처음 내원 시에 혈관 건강지수를 검사하면

+30~+40인 경우가 의외로 많다.

하지만 오드리다이어트를 꾸준히 실천하면 +0세를 향해서 가고, 그 이후에는 -20~-30으로 체크되는 경우가 대부분이다.

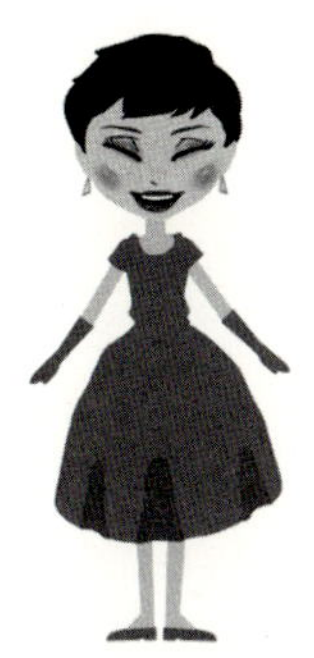

06

혈관 건강타입이 좋아지는
오드리다이어트

오드리다이어트는 혈관 건강타입도 좋아지게 한다.
심박동이 원활해지고 혈관의 탄력도도 좋아진다.

오드리다이어트는
혈관 건강타입을 바꾼다

혈관 건강타입은 심장과 혈관의 파형이 정상치와 어느 정도의 차이를 보이는지 나타내는 지표로, A타입에서 G타입으로 구분되어 있다.

우심방과 우심실, 좌심방과 좌심실의 심장 박동이 원활하게 이루어지면서 혈관 내의 파형이 좋으면 A타입으로 측정되고, 나빠지면 B, C, D, E, F, G타입 순으로 표시된다.

평균적으로는 혈관 건강타입은 B타입이나 A타입이 나오면 좋지만, 심장의 박동이 불완전하고 혈관의 탄력도가 좋지 않은 경우에는 C, D, E, F, G타입으로 표기된다.

그동안 임상에서 많은 환자들을 봐오면서 혈관 건강타입이 가장 좋지 않았던 경우는 G타입이었다. 심박동과 혈관 탄력도에 문제가 심각한 분이었다.

물론 그동안의 임상에서 혈관 건강타입이 가장 좋았던 분은 당연히 A타입이다. 심박동과 혈관의 탄성도가 좋아 전체적으로 건강한 편에 속한 분이었다.

이러한 혈관 건강타입이 오드리다이어트를 통해서 좋아짐은 임상을 통해 입증된 사실이다. 오드리다이어트를 하기 위해 내원하는 분들 중 많은 분들의 혈관 건강타입이 좋지 않다. 처음 내원 시에 혈관 건강타입을 검사해 보면 C나 D타입이 의외로 많다. 하지만 오드리다이어트를 꾸준히 실천하면 C, B, A타입으로 좋아지는 경우가 대부분이다.

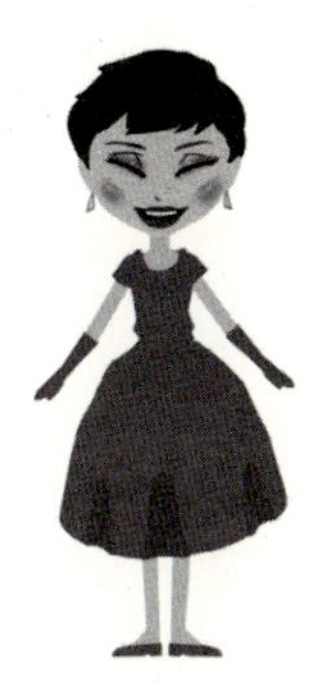

07

세포 건강나이가 좋아지는
오드리다이어트

오드리다이어트를 시작하기 전 위상각을 측정하면 대부분의 경우 위상각이 좋지 않다.

오드리다이어트를 실천하면서 위상각을 측정하면 대부분 위상각의 수치가 유지되거나 오르는 편이다.

위상각은 세포막의 건강도인 세포 나이와 연관이 있기에 오드리다이어트가 세포 나이를 좋게 하는 것임을 방증한다.

오드리다이어트는
위상각을 높인다

'의학'은 그 시대의 철학과 과학의 결정판이라고 할 수 있다. 한 시대를 살아가는 인간의 삶에서 중요한 건강을 책임져야 하는 학문이기에 너무도 당연한 얘기일 것이다.

한의학 또한 한의학이 발생하고 발전한 시대의 철학과 시대적 과학의 산물이다. 그러기에 현대 한의학은 현대의 철학과 현대의 과학으로 재해석되어야 한다. 그것이 현 인류의 삶에 더 많은 도움을 줄 수 있을 것이기에 그렇다.

오드리다이어트 이론을 정립하면서 '위상각(Phase Angle)'에 대한 연구를 병행한 것도 그 때문이었다. 위상각에 대한 논의는 예전부터 있어 왔는데, 그동안 측정상의 어려움으로 연구가 활발하지 못하다가 최근에 이르러서야 좀 더 적극적인 연구가 이루어지고 있다.

위상각은 한마디로 '세포막'의 건강도를 체크하는 기준이라고 할 수 있다. 세포막의 구조적 완성도와 기능적 활성도에 따라서 위상각은 차이를 보인다. 세포막이 구조적으로 완전하고 기능적으로 활성도가 높을수록 위상각의 수치는 높게 나오고, 세포막이 구조적으로 불완전하고 기능적으로도 활성도가 낮아질수록 위상각의 수치는 낮게 나오기 때문이다.

위상각 측정기 수치의 오차 범위는 대략적으로 0.1~0.2 정도로 아주 정밀하게 재현성은 확보된 상태다. 0.1 단위의 위상각 수치는 나이상으로 보자면 3~5세 정도의 차이를 보인다. (물론 연령대에 따라 0.1의 수치 변화에 해당하는 나이 폭은 조금 다르다.) 예를 들어, 위상각 0.1이 유의미하게 상승하면 3~5세 정도 세포 나이가 어려진 것으로 더 건강해졌다는 의미이다. 또 위상각 0.1이

유의미하게 하락하면 3~5세 정도 세포 나이가 많아진 것으로 더 나빠졌다는 의미이다.

이러한 위상각의 측정으로 만성질환이나 소모성질환의 여부를 빠르게 판단할 수 있다. 더구나 응급상황으로의 예측도 어느 정도 가능하다.

그런데 위상각에 관심을 가지면서 오드리다이어트의 위상각 변화에 대한 연구도 함께 진행했는데 그 결과 세포 나이인 위상각의 수치가 오드리다이어트 실천과 함께 긍정적으로 바뀜을 확인할 수 있었다.

인간의 몸과 마음의 자생력을 믿고 그에 따른 이론과 치료로 접근하는 한의학적 패러다임에 근거한 오드리다이어트는 세포 나이도 더 젊게 변화시킴을 확인하게 된 것이다.

괴로운 식이요법 없이, 힘겨운 운동요법 없이 진행하는 오드리다이어트가 덤으로 드리는 선물이라고 생각해도 좋을 듯하다.

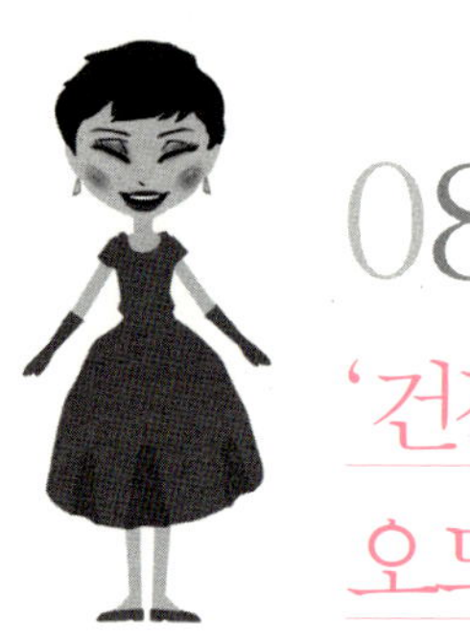

08

'건강함'을 드리는 오드리다이어트

오드리다이어트는 건강한 다이어트다.
기존 다이어트는 두렵고, 걱정스럽다고 알려져 있는데
어떻게 건강한 다이어트가 가능할까?

오드리다이어트는 건강하다

오드리다이어트는 식이요법이 필요 없다. 괴로운 식이요법 없이 체수분이 아닌 체지방을 감소시킨다. 그래서 오드리다이어트는 건강할 수밖에 없다. 오드리다이어트는 운동요법이 필요 없다. 힘겨운 운동요법 없이 체수분이 아닌 체지방을 감소시킨다. 그래서 오드리다이어트는 건강할 수밖에 없다.

오드리다이어트는 혈관 내의 고지혈과 간세포 내의 지질인 지방간의 감소를 유도한다. 오드리다이어트는 혈관의 순환이 좋아져서 혈관 건강지수, 혈관 건강타입이 좋아진다. 오드리다이어트는 림프의 순환이 좋아져서 세포 건강지수인 위상각이 높아진다. 그래서 오드리다이어트는 건강할 수밖에 없다.

오드리다이어트는 피부 밑의 수분이 아닌 잉여 지질층의 감소를 유도하여 피부가 더 맑아지고, 더 탄력 있게 한다. 그래서 오드리다이어트 이전보다 더 팽팽한 피부와 "화장이 더 잘 먹는다."라는 표현을 자주 듣게 된다.

이에 비해서 기존의 체수분 다이어트는 피부 밑의 수분 감소를 유도하여 피부가 칙칙해지고 쭈글쭈글해지도록 한다. 그래서 오드리다이어트는 건강할 수밖에 없다.

오드리다이어트는 켈로이드화될 정도로 고착화된 지질변성도 변화시킬 수 있다. 오드리다이어트를 실천한 분들 중 많은 사람들이 이렇게 말씀하신다. "이전 수술 자국이나 상처의 켈로이드 부위가 오랫동안 딱딱해져 있었는데, 그 부위가 말랑말랑해지면서 분해되는 듯하네요."라고. 그 정도로 오드리다이어트의 지질 분해 능력은 탁월하다. 그래서 오드리다이어트는 건강할 수밖에 없다.

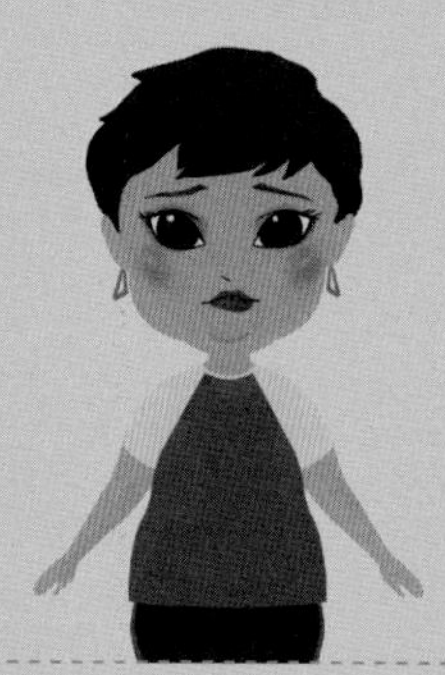

기존 다이어트는
'체수분 감소'의 '불균형'이다!

기존 다이어트는 몸과 마음이 나빠지는 '악순환'

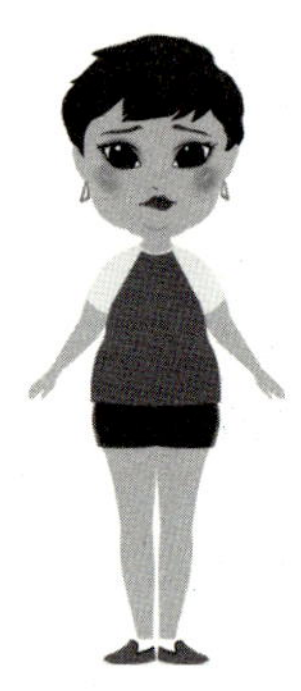

기존 다이어트의
'인위적 조절'을 말하다!

기존 다이어트는 칼로리 덧셈과 뺄셈에 근거한다.
기존 다이어트는 체중의 덧셈과 뺄셈에 근거한다.
식이요법을 통한 칼로리의 뺄셈으로 체중을 줄이고,
운동요법을 통한 칼로리의 뺄셈으로 체중을 줄인다.

칼로리의
덧셈과 뺄셈

우리의 몸은 덧셈과 뺄셈을 한다. 들어오는 에너지가 나가는 에너지보다 많아질 때 우리 몸은 남은 분량의 에너지를 어딘가에 축적한다. 만약 들어오는 에너지보다 나가는 에너지가 많아질 때 우리 몸은 부족한 분량의 에너지를 어딘가에서 가져온다.

이렇게 잉여의 에너지를 축적하였다가 필요한 시기에 부족한 에너지를 뽑아 쓸 수 있는 창고 같은 곳 중의 한 곳이 지방세포다. 지방세포가 다른 형태로의 축적과 배출이 효율적인 창고로 알려져 있다.

기존 다이어트는 이러한 에너지의 덧셈과 뺄셈 원리에 이론적 기반을 두고 있다. 즉, 기존 다이어트는 칼로리 이론에 따라 칼로리의 덧셈과 뺄셈에, 체중을 목표로 체중의 덧셈과 뺄셈에 근거한다.

칼로리의 잉여와 부족

기존 다이어트가 근거하는 '칼로리 이론'은 섭취하는 음식마다 칼로리가 정해져 있고, 움직이는 운동마다 칼로리가 정해져 있다고 본다. 그래서 음식의 정해진 칼로리와 운동의 정해진 칼로리를 산술적으로 덧셈과 뺄셈을 하면 연산의 결과가 나오듯 잉여의 + 혹은 부족의 -가 나온다는 것이다.

섭취된 칼로리와 소비된 칼로리의 덧셈과 뺄셈의 결과로 잉여의 칼로리는 체지방으로 축적되고, 부족의 칼로리는 체지방을 분해할 것이라는 논리이다. 즉, **섭취되는 칼로리의 양 - 소비되는 칼로리의 양 = 저장되거나 분해되는 칼로리의 양**이 된다는 것이다.

이 같은 덧셈과 뺄셈의 논리에서 저장되는 칼로리가 아닌 분해되는 칼로리를 최대화시키기 위한 방법은 아주 단순하게 2가지의 규칙이 나온다.

첫째, 섭취되는 칼로리의 양을 최소화할 것!

둘째, 소비되는 칼로리의 양을 최대화할 것!

여러분이 생각하기에 '섭취되는 칼로리의 양을 최소화하는 방법'에는 어떤 게 있을까? 여러분이 생각하기에 '소비되는 칼로리의 양을 최대화하는 방법'에는 어떤 게 있을까? 아주 단순하고 간결한 방법이 있다.

섭취되는 칼로리를 최소화시키는 방법은 '식이요법'이다.

소비되는 칼로리를 최대화시키는 방법은 '운동요법'이다.

너무도 명확한 결론인 듯하다. 그런데 문제는 실험실적 사고로는 아주 명쾌한 '칼로리 이론'이 생명체인 인간의 몸과 만났을 때는 현실적으로는 적용되지 않는다는 것이다.

기존 다이어트는 체중 감소에 집중

기존 다이어트가 목표로 하는 '체중 감소'는 아주 단순한 논리이다. **체중=근육+뼈+체수분+체지방** 즉, 체중은 근육의 무게, 뼈의 무게, 체수분의 무게, 체지방의 무게 합이다. 따라서 체중을 줄이는 방법은 다음과 같다.

첫째, 근육의 무게를 줄이는 뺄셈이다.

둘째, 뼈의 무게를 줄이는 뺄셈이다.

셋째, 체수분의 무게를 줄이는 뺄셈이다.

넷째, 체지방의 무게를 줄이는 뺄셈이다.

근육의 무게를 늘리는 덧셈은 근육강화운동이다. 즉, 근육은 움직이면 늘고 움직이지 않으면 준다. 하지만 통상적으로는 근육을 늘리고 싶어 할 것이다.

뼈의 무게를 늘리는 덧셈은 뼈강화운동이다. 즉, 뼈는 움직이면 늘고 움직이지 않으면 준다. 하지만 통상적으로 뼈는 튼튼하게 하고 싶어 할 것이다.

그렇다면 결론적으로 근육과 뼈, 체수분과 체지방의 덧셈과 뺄셈 중 체중을 줄이기 위해 가장 빠르면서 손쉬운 계산법은 체수분의 뺄셈인 체수분 감소이다. 체수분을 감소시키면 체중의 감소는 빠르게 이루어지게 된다. 거의 모든 기존 다이어트가 체수분 감소에 집중할 수밖에 없는 이유다.

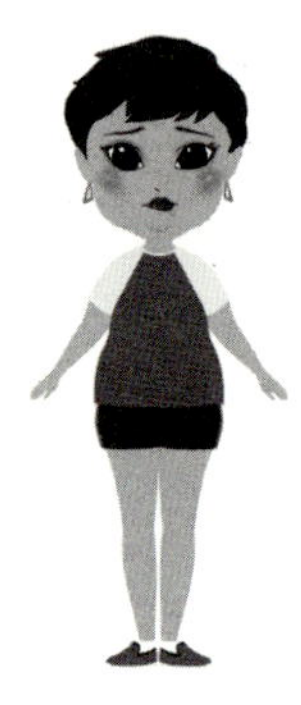

02

기존 다이어트의 '칼로리'를 말하다!

칼로리 섭취량이 소비량보다 많아서 소비되지 못한 칼로리가 체지
방으로 축적된 상태를 비만으로 보는 것은 과연 타당할까?
칼로리 이론에 숨어 있는 오류가 기존 다이어트의 모순을 일으킨다.

칼로리 이론

기존 다이어트가 근거하는 핵심이론은 '칼로리 이론'이다. 칼로리 이론에 따라 '비만'의 정의는 이러하다. "비만이란 살로 가득 찬 상태"이다. 칼로리 섭취량이 소비량보다 많아서 소비되지 못한 칼로리가 체지방으로 축적된다. 이때 체중과 비교하여 축적된 체지방량의 비율이 높은 경우를 '비만'이라고 한다. 물론 단순히 체중이 많이 나간다고 해서 꼭 비만이라고

할 수만은 없다. 왜냐하면 비만은 체지방의 양에 대한 개념이며, 체지방량이 반드시 체중과 비례하는 것은 아니기 때문이다. 즉, 체지방이 어디에 축적되어 있느냐에 따라 피하지방이냐 내장지방이냐 달라질 수 있겠지만, 이 부분은 차치하고도 체지방량의 상대적 비율이 '비만'을 규정하는 기준이라는 것이다.

여기까지는 별 문제가 없다. 물론 체지방량을 측정하여야 하지만, 요즘은 체지방을 측정할 수 있는 측정기의 발달로 어렵지 않다.

다만 '칼로리 섭취량이 소비량보다 많아서 소비되지 못한 칼로리가 체지방으로 축적된 상태'라는 부분이 과연 옳은가를 살펴보자. 섭취되는 칼로리와 소모되는 칼로리의 차이로 생겨나는 잉여 칼로리가 지방으로 전환되면서 체지방이 늘어난다는 말이다.

칼로리 계산법의 함정

'칼로리 계산법'은 1900년대 미국의 화학자이자 영양학자인 윌버 앳워터가 고안한 것으로 알려져 있다. 그는 실험으로 탄수화물과 단백질은 1g당 4kcal, 지방은 1g당 9kcal, 알코올은 1g당 7kcal라는 것을 발견하였다. 여기에 근거하여 우리가 알고 있는 식품 칼로리 표가 만들어졌다. 예를 들어, 라면 100g당 439kcal, 현미밥 100g당 167kcal, 쌀밥 100g당 136kcal, 두부 100g당 62kcal, 김치찌개 100g당 61kcal 등이다. 여기에는 크게 3가지의 문제점이 있다.

첫째, 식품별 칼로리는 실험실의 수치이다. 예를 들어, 섬유소가 많이 들어 있는 식품은 소화가 잘 되지 않아 섬유소 형태로 배출되는 부분이 많음에도 고려되지 않는다.

둘째, 동일한 칼로리에 해당하는 식품별 특성을 무시한다. 즉, 두부 100g의 62kcal를 먹었을 때와 김치찌개 100g의 61kcal는 동일하다는 논리이다.

셋째, 단순 화학적 수치에 불과한 열량 에너지를 '기계론적 인간이 칼로리 수치와 동일하게 받아들일 것이다.'라는 전제의 오류이다. 즉, 정확한 칼로리 이론으로 계산되기 위해서는 개인의 소화 능력이나 건강 상태 등의 개별적 특성을 고려하여야 하는데 현실적으로 불가능하다.

그럼에도 불구하고 '기존 다이어트'는 칼로리 이론에 따라 "칼로리를 더 적게 섭취하기 위해서 식사량을 줄이고, 칼로리를 더 많이 소비하기 위해서 운동량을 늘려라."라는 잘못된 주장을 되풀이하고 있다.

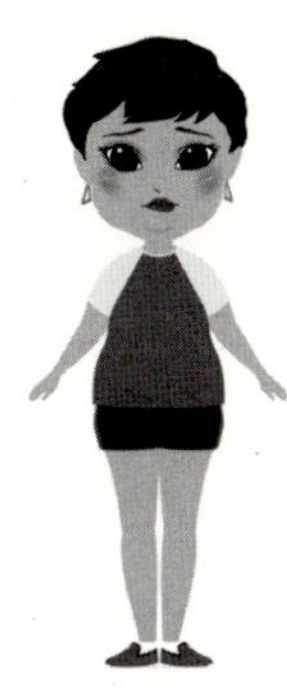

03

기존 다이어트의
'체중'을 말하다!

비만은 단순히 "체중이 많다."가 아니다.
체중에 대한 체지방의 상대적 비율에 대한 기준 이상을 의미한다.
그럼에도 불구하고 우리는 오로지 체중에 집중하는 기존 다이어트
를 한다.

**체중=
근육+뼈+체수분+체지방**

체중은 체지방과 체중에서 체지방의 무게를 뺀 제지방으로 구성되어 있다. 제지방은 근육과 뼈, 체수분으로 구성되어 있다. 즉, 체중은 근육과 뼈, 체수분, 체지방으로 구성되어 있다. 결론적으로 **'체중=근육+뼈+체수분+체지방'**의 공식이 성립된다.

사실 비만이라 함은 단순히 "체중이 많다."가 아니라 체중에

대한 체지방의 상대적 비율에 대한 기준 이상을 의미한다. 따라서 고도비만이나 과체중 등의 경우에도 문제가 되는 것은 '근육'이나 '뼈', '체수분'이 아니라 과도한 '체지방'이다. 그럼에도 불구하고 기존 다이어트가 체중에 집중하는 이유는 몇 가지가 있다.

첫째, 체중의 수치는 눈에 보인다.

둘째, 체중을 구성하는 성분 중 체수분은 빠른 속도로 큰 폭으로 줄어들 수 있다.

눈에 보이는 수치를 빠르게 내릴 수 있는 드라마틱함을 보일 수 있는 것이 체중 중심의 기존 다이어트다.

체중을 빼는 4가지 단순 논리

체중=근육+뼈+체수분+체지방으로 단순화시켜 볼 수 있다. 만약 '다이어트의 목표'가 '체중의 감소'라면 4가지의 단순 논리로 접근할 수 있다.

첫째, 근육의 무게를 줄이면 된다.

둘째, 뼈의 무게를 줄이면 된다.

셋째, 체수분의 무게를 줄이면 된다.

넷째, 체지방의 무게를 줄이면 된다.

여러분은 어떤 논리를 선택하겠는가? 필자가 임상에서 접한 대부분의 문제점은 '체지방'이다. 적정체중을 벗어난 대부분은 '체지방'이었다.

그럼에도 불구하고 체중 감소폭의 달콤함에 이끌려 몸의 균형 조절력을 망가뜨릴 수도 있는 손쉬운 '체수분' 다이어트를 선택하겠는가?

체중 감소의 오류

많은 사람들은 다이어트의 목표를 '체중 감소'라고 여긴다.

체중=체지방+체수분+뼈+근육+ 등등. 체중은 체지방과 체수분, 뼈, 근육, 다른 기관들이 합쳐진 무게이다.

따라서 체수분만 빼도 체중은 준다.

따라서 뼈만 줄여도 체중은 준다.

따라서 근육을 빼도 체중은 준다.

그러나 진정한 다이어트의 목표는 '체중 감소'가 아닌 '체지방 감소'이다. 체수분을 줄이는 방법, 예를 들어 사우나, 이뇨제, 사하제 등을 통해서 물을 줄이는 다이어트는 일시적으로 빨리 빠진다는 느낌을 받는다. 그러나 몸이 망가지면서 나중에는 더 심한 요요현상이 온다.

근육을 줄이는 방법, 예를 들어 소식, 절식, 단식 등의 다이어트는 일시적으로 체중의 감소를 가져온다. 그러나 몸이 망가지고 더 심한 식욕 혼란이 오면서 요요현상이 심해진다.

그럼에도 불구하고 다이어트의 목표를 '체중 감소'에 두기 때문에 체수분을 줄이는 다이어트를 하거나, 인위적으로 식사를 조절하는 다이어트를 하게 된다.

그러나 이제부터 다이어트의 목표는 '체지방 감소'로 잡아야 한다. 아직도 굶는 다이어트를 계획하고 있는가? 아직도 물빼는 다이어트를 계획하고 있는가? 그동안 숱하게 많이 해보지 않았는가?

이제는 '체지방 감소'라는 진정한 다이어트를 해 보자.
진정한 다이어트의 목적과 목표를 다시금 되새겨 보아야 할 때이다.

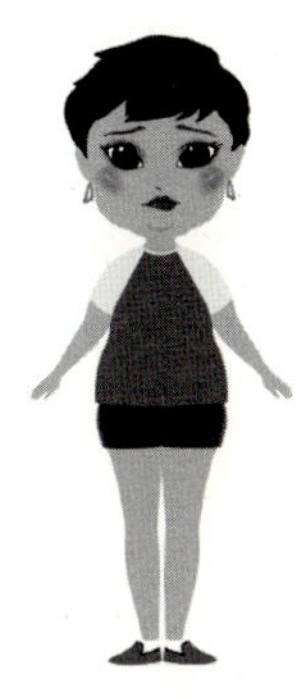

04

기존 다이어트의
목적은 '불명확함'이다!

다이어트의 목적은 '체중을 줄이는 것'이 결코 아니다.
다이어트의 목적은 '활기차고 균형 잡힌 건강한 몸매'를 위한 것이다. 그런데 기존 다이어트의 목적은 명확하지 않다.

기존 다이어트의 목적

사실 기존 다이어트의 목적성은 뚜렷하지 않다. 단지 체중 감소라는 목표만이 있을 뿐이다. 왜 다이어트를 해야 하는지에 대한 목적성은 어디론가 사라져 버렸다. 다이어트의 진정한 목적을 다시금 생각해 보자. 우리가 잠시 잊고 있었던 다이어트의 이유일 것이다.

다이어트의 목적은 '체중을 줄이는 것'이 아니다. 다이어트의 목적은 '활기차고 균형 잡힌 건강한 몸매'를 위한 것이다.

"저는 많이 먹지도 않는데, 물만 마셔도 살이 찝니다."

"처녀 때는 날씬했는데, 임신하고 애들 낳고 나서부터 이렇게 돼버렸어요."

"아침에 자고 나면 붓고, 그 붓기가 빠지질 않고 그대로 살이 되는 것 같아요."

살이 찌는 요인은 참으로 다양하다. 붓기가 그대로 살이 되면서 체중이 증가하기도 하고, 혈액순환이 되지 않으면서 발생하기도 한다. 식욕이 억제되지 않아 과도하게 섭취함으로써 체중이 늘기도 하고, 활동량이 적어 살이 찌기도 한다.

"살이 쪄서 그런지, 늘 지치고 조금만 움직여도 힘들어서 아무 일도 못 하고 있습니다."

"우리 집 아이는 살이 피둥피둥 쪄서 그런지 늘 게으르고 집중도 안 되고 산만합니다."

"저는 머리를 어딘가에 기대기만 하면 바로 잠에 빠져드니 일이 제대로 되지 않습니다."

살이 찐 몸은 무겁다. 내 몸 같지 않다. 몸은 자꾸 처져만 간다. 일상이 귀찮고 짜증스럽다. 의욕도 사라진다. 처진 몸매는 자꾸만 마음까지도 힘들게 한다. 악순환의 연속이다. 악순환의 고리를 끊어야 한다. 무거운 몸매와 처진 마음을, 상큼한 몸매와 의욕적인 마음으로 바꾸어야 한다.

"음식 냄새만 맡아도 당기는 식욕을, 살을 빼야 해서 억지로 참는데 너무 힘들어요. 나중에는 참는 게 스트레스가 되어 한꺼번에 많이 먹어버리고, 오히려 살이 더 찌는 것 같아요. 그러고 나면 또 후회하게 됩니다."

억지로 배고픔을 참고, 먹고 싶은 유혹을 뿌리쳐야 한다면서 칼로리 낮은 음식만으로 주린 배를 채운다. 혹은 하기 싫은 운동을 몇 시간이고 허기지게 탈진이 될 정도로 한다.

하지만 이런 과정은 살을 빼야 한다는 강박관념을 심어주어 오히려 2차적인 문제를 일으키게 된다.

다이어트는 인내의 과정이 아니다

생명의 가장 기본적인 욕구 중의 하나인 '식욕'을 억지로 참는다는 것은 참으로 고통스럽다. 다이어트는 고통을 인내하는 수도의 과정이 아니다. 또한 그렇게 되어서도 안 된다.

악순환의 고리를 끊고, 선순환의 시스템에 나의 몸과 마음을 두어야 한다. 그래야 활기차고 균형잡힌 건강한 몸매의 진정한 다이어트를 할 수 있다.

이를 위해서는 기본적으로 기초대사량의 상승과 더불어 체지방의 분해를 유도해야 한다. 그래야 자연스럽게 몸이 활력을 느끼며, 마음이 생활에 의욕을 가지게 된다.

그러기 위해서는 내 몸속의 지친 세포를 일깨워서 활기차고 정열적일 수 있도록 에너지를 불어넣어야 한다. 그리고 몸속에 적체된 노폐물인 나쁜 담음을 적절하게 배출할 수 있어야 한다. 그러면 요요현상이 거의 없는 건강한 다이어트가 될 수 있다.

다이어트를 위해 여러 가지 시도를 해 보았음에도 불구하고 효과를 보지 못했거나, 요요현상으로 오히려 더 힘든 과정을 경험했다면 방법이 있다. 오드리다이어트를 만든 것도 이 때문이다.

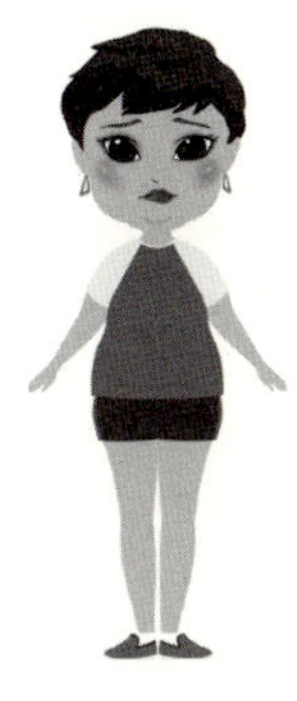

05

기존 다이어트의 목표는 '체중 감소'다!

체중은 근육, 뼈, 체수분, 체지방의 합이다.
따라서 체중=근육+뼈+체수분+체지방이다.
기존 다이어트는 체수분을 감소시켜 체중을 줄인다.

체중 감소 = 체수분 감소

근육의 무게만 줄여도 체중은 줄어든다. 그러나 근육을 빼기 위해서 다이어트를 하지는 않기에 기존 다이어트의 목표는 '근육 감소'가 아니다.

뼈의 무게만 줄여도 체중은 줄어든다. 그러나 뼈를 빼기 위해서 다이어트를 하지는 않기에 기존 다이어트의 목표는 '뼈 감소'도 아니다.

체지방의 무게만 줄여도 체중은 줄어든다. 그러나 체지방은 잘 분해되지 않기에 기존 다이어트의 목표는 '체지방 감소'가 아니다.

이제 남은 것은 체중의 구성 성분 중 체수분이다. 맞다. 체수분의 무게만 줄여도 체중은 줄어든다. 체수분의 감소에 따라 체중의 감소는 일어난다. 그것도 많은 양이, 빠른 속도로 일어난다. 기존 다이어트가 목표로 하는 '체중 감소'는 자연스럽게 이루어지는 듯하다.

기존 다이어트와 같이 '체중 감소'라는 목표를 설정하면 1차적으로 체수분의 감소를 유도하여야 한다. 즉, 체중을 구성하고 있는 요소들 중 어느 부분을 감소시키더라도 체중은 감소하기에 체중 감소를 위한 가장 손쉬운 방법과 연결된다.

이것이 기존 다이어트가 그 목표를 '체중 감소'에 두는 이유이기도 하다. 그러나 이것이 진정한 다이어트일 수는 없다. 진정한 다이어트의 목표를 다시금 되새겨 보아야 할 때이다.

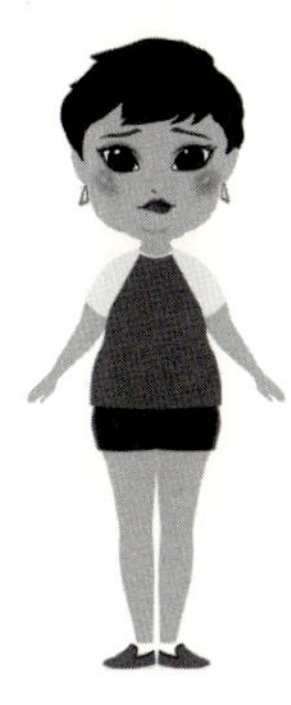

06

기존 다이어트의 방법은 '식이조절'과 '운동조절'이다!

체중의 덧셈을 줄이기 위해서 어떻게 할 것인가?
체중의 뺄셈을 늘리기 위해서 어떻게 할 것인가?
기존 다이어트는 식이요법과 운동요법으로 체중 감소에 접근한다.

체수분 감소를 1차 목표로 삼다

기존 다이어트는 '체중 감소'를 최종목표로 삼고, '체수분 감소'를 1차 목표로 여긴다. 따라서 어떻게 하면 '체수분을 빠르게 많이 줄일 것인가?'를 전제로 다이어트 방법을 구사하게 된다. 즉, 생명체인 인간 본연의 기전에 대한 논의는 크게 의미가 없고, 오직 체중의 덧셈과 뺄셈의 단순논리로 접근한다.

체중의 덧셈을 줄이기 위해서 어떻게 할 것인가?

체중의 뺄셈을 늘리기 위해서 어떻게 할 것인가?

이 논리는 단순명료하다. 덧셈과 뺄셈을 통하여 남겨진 에너지는 당연히 우리 몸에 축적될 것이며, 이것은 지방의 형태를 지니게 되며, 체중은 당연히 늘어나게 된다. 덧셈과 뺄셈을 통해서 부족한 에너지는 당연히 우리 몸에 축적된 지방을 분해하게 되며, 체중은 당연히 줄어들게 된다.

이렇게 단순한 논리의 덧셈, 뺄셈에 기반한 기존 다이어트는 '체중 감소'의 핵심 원리를 '체수분 감소'에서 답을 찾는다.

체수분은 쉽게 빠진다. 그만큼 체중은 많이 감소하고, 빠르게 감소한다. 그러나 몸의 망가짐 또한 쉽다. 더구나 요요현상은 극심하다. 예를 들어 소식, 절식, 단식 등의 체수분과 근육을 줄이는 다이어트는 일시적으로 체중의 감소를 가져온다. 그러나 식욕 혼란이 오면서 나중에는 더 심한 요요현상이 온다.

그럼에도 불구하고 다이어트의 목표를 '체중 감소'에 두기 때문에 인위적으로 식사를 조절하는 다이어트를 하게 되거나 체수분을 줄이는 다이어트를 하게 된다.

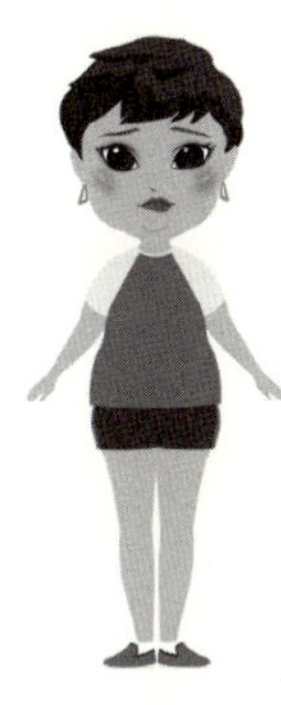

07

기존 다이어트와 식이요법

대부분의 기존 다이어트는 어느 정도의 절식이나 단식을 유도한다. 이런 기존 다이어트의 문제는 기초대사량의 하락을 초래한다는 치명적인 약점을 가지고 있다.

기존 다이어트 = 식이조절

"다이어트하면 무엇이 가장 먼저 떠오르는가?" "식이조절!" 맞다.

"식이조절하면 무엇이 가장 먼저 떠오르는가?" "음식을 적게 먹는다." 맞다. 이게 통상적인 논리로 무장된 우리 모두의 생각일 듯하다. "음식을 적게 먹는다."라는 표현을 조금 세밀하게 분석하여 보자. '적게'라는 표현은 양적인 의미다. 즉, 음식량을 적게 조절한다는 의미다.

'음식량'에 대한 논리는 칼로리 이론과 맞물려 있다. 비록 저열량의 음식이라 하더라도 양이 많아지면 당연히 고열량 섭취가 되기에 자연스럽게 음식량을 조절하여야 하는 논리로 진행하게 되는 것이다.

그러나 기존 다이어트에 반기를 든 이론으로 연구한 오드리 다이어트는 결코 식이조절을 요구하지 않는다. 오드리다이어트는 "마음껏 드십시오."다. 그래서 다들 의아하게 생각한다.

다시 조금 더 살펴보자. 음식을 적게 먹기 위해서는 어떻게 하나? 인위적으로 적게 먹는 방법을 선택할 수밖에 없다. '인위적'이라는 표현은 '자연스럽다'와는 조금 거리가 있는 표현일 것이다. 그래서 선택하는 방법이 몇 가지 있다.

첫째, 인위적으로 칼로리가 낮은 보조식품류나 음식 등으로 포만감을 주어 식욕을 상대적으로 떨어뜨려 섭취 음식량을 줄이는 것이다.

둘째, 인위적으로 식욕억제제 등으로 식욕을 떨어뜨려 섭취 음식량을 줄이는 것이다.

셋째, 인위적으로 식욕을 참으면서 섭취 음식량을 줄이는 것이다.

이러한 방법들은 '인위적'이기에 몸에 무리를 주며, 마음에도 무리를 준다. 그러다 보니 식욕중추에 문제를 일으켜 거식과 폭식의 큰 편차를 일으키기도 한다. 물론 극심한 요요현상을 동반함은 두말할 여지가 없다. 그런데 오드리다이어트는 "마음껏 드십시오."라고 하니 다들 의아해한다.

식이요법은 회피요법과 유사하다

알레르기와 면역과 관련한 대중요법 중에 '회피요법'이 있다. 알레르기나 면역질환을 유발하거나 악화시키는 어떠한 인자를 피하는 방법이다. 물론 이처럼 유발하거나 악화시키는 요인인자를 피하면 증상은 조금 나아진다.

그러나 다시금 한 번 생각해 보자. 피한다고 해서 해결된 것인가? 피해서 증상이 조금 좋아졌다고 치료되었다고 할 수 있는가? 회피요법은 증상을 조금 완화시키기 위한 한 방법일 뿐이다. 즉, 근원적인 치료는 아니다. 다만 극심한 증상의 발현으로 힘들거나 일정 부분의 치료를 위해서는 지속적으로 악화시키는

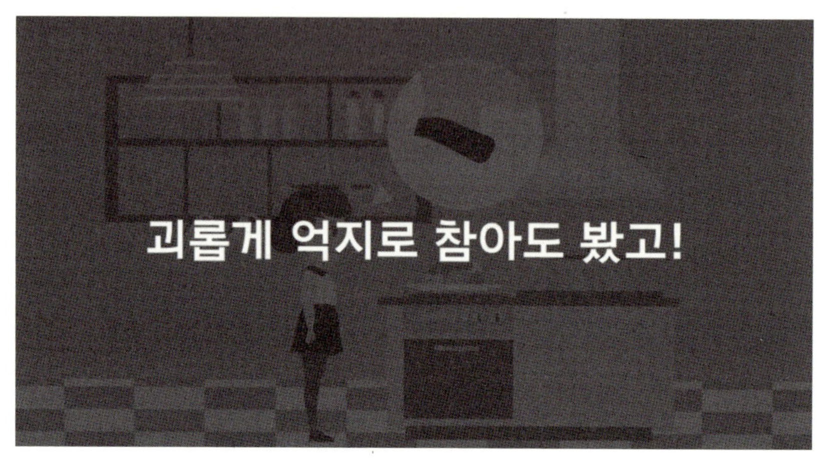

요인이 들어가면 안 좋으니 어느 정도의 기간 동안에는 되도록 이면 피하는 것은 좋다. 하지만 회피요법은 근원적인 치료를 동반할 때 그 의미를 지니는 것이라 할 수 있다.

이러한 '회피요법'과 유사한 개념이 '식이요법'이다. 다이어트에서 섭취되는 칼로리(단순하게 계산할 때)를 줄이면 체수분의 감소에 따라 체중은 감소하게 된다. 속된 말로 안 먹는데 살이 찔수는 없다. 악화요인을 피하는 방법과 살 찔 수 있는 음식을 피하는 방법은 동일한 논리인 것이다.

그러나 가장 큰 차이점이 있다. 알레르기나 면역질환을 유발하거나 악화시키는 어떠한 인자를 회피하는 방법은 우리 몸을 망치지 않는다. 비록 근원적인 치료는 아니지만 악화될 수 있는 기회를 오히려 점차적으로 줄일 수 있다.

그런 반면 체중을 늘릴 수도 있는 어떠한 인자(대개는 식이일 것이다)를 회피하는 방법은 우리 몸을 망치게 된다. 근원적인 치료도 되지 않을 뿐더러 여러 가지 문제점을 유발시킬 수도 있다.

따라서 식이조절을 하여야 하는 다이어트는 체수분 감소에 따른 체중의 감소라는 현상만을 일으키기 위한 방법일 가능성이 높다.

기존 다이어트 대신 연구한 오드리다이어트는 식이조절을 원치 않는다. 물론 오드리다이어트를 할 때 식이조절을 병행하면 오드리다이어트만 진행할 때보다 현상적으로 더 많은 체중의 감소를 유도할 수 있는 것은 너무도 당연하다. 그러나 그렇게 빠진 체수분과 체지방은 오히려 더 큰 문제를 일으킬 수 있기에 오드리다이어트는 식이조절을 원치 않는다.

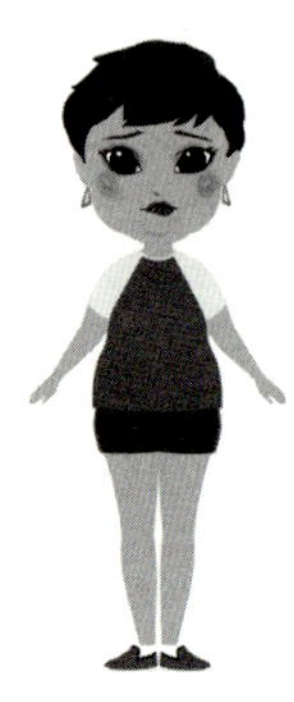

08

기존 다이어트와 운동요법

대부분의 기존 다이어트는 체수분 감소를 위해 어느 정도의 운동을 요구한다.

하지만 적당한 정도와 강도의 운동으로는 체지방 분해가 전혀 이루어질 수 없기에 더 강하고, 더 오랫동안 하여야만 하는 무리한 운동이 추가된다.

그러나 대부분은 지속할 수 없어 자의든 타의든 의지력 없음으로 실망하게 된다.

기존 다이어트 = 운동조절

다이어트하면 금방 떠오르는 그림이 있다. "무언가를 먹지 않기 위해서 참는 괴로운 모습!" "무언가를 하면서 땀을 흘리고 있는 힘겨운 모습!" 맞다. '다이어트' 하면 금방 우리는 '식이요법'과 함께 '운동요법'을 생각하게 된다. 다이어트의 기본 이론이 되는 칼로리 이론에 따라서 들어오는 칼로리 양을 줄이기 위해서는 괴롭지만 '식이요법'은 당연히 필요하다는 생각을 하고, 나가는 칼로리 양을 늘리기 위해서는 힘들지만 '운동요법'은 당연히 필요하다는 생각을 한다.

하지만 이제부터 그런 생각은 버려도 된다. 괴롭지만 '식이요법'을 하면 당연히 체중이 빠진다. 다만, 체수분의 감소에 따른 체중의 감소임을 생각해야 한다. 물론 체수분의 감소에 따라 일정 부분 체지방의 감소도 이루어진다. 왜냐하면 내 몸의 수분 조절을 위해서 체지방을 분해해서 보충해야 하기 때문이다. 그러나 이 같은 체중 감소는 기초대사량의 감소와 더불어 극심한 요요현상을 불러일으킬 수밖에 없다.

힘겹지만 '운동요법'을 하면 당연히 체중이 빠진다. 다만, 체수분의 감소에 따른 체중의 감소임을 생각해야 한다. 물론 운동요법의 체중 감소는 식이요법의 체중 감소보다는 더 건강한 체중 감소이다. 무산소 운동을 통한 근력강화 운동은 기초대사량의 상승에 도움을 주고, 유산소 운동을 통한 에어로빅 운동도 혈액순환에 도움을 주기 때문에 좋다.

그러나 보통 정도의 운동으로 인한 체중의 감소는 체지방의 분해라기보다는 체수분의 감소이기 때문에 운동을 하지 않았다고 죄책감을 느끼지 않아도 된다. 다만, 운동은 근육 밑의 림프나 정맥의 펌핑을 도와 혈액순환이 잘 될 수 있도록 도와주는 역할을 하니 건강을 위해 적절하게 움직이거나 걷는 정도는 다이어트가 아닌 건강을 위해서 하는 것은 좋다.

운동을 통해서 체지방의 분해가 이루어지기 위해서는 고강도로, 30분 이상을 쉼 없이 해야 하는 노동의 운동이 되어야 하기에 쉽지 않고, 오히려 몸에 무리를 줄 수도 있다. 적당한 운동은 좋지만 체중 감소를 위해 무리한 운동은 하지 않는 게 좋다.

괴롭게 쫄쫄 굶고, 힘겹게 운동장 10바퀴 돌면 살은 빠진다

쫄쫄 굶기며 식욕억제제를 시키는데 살이 찔 수 있을까? 전력 질주하듯이 마라톤을 하는데 살이 찔 수 있을까? 변이 물처럼 좔좔 나오는데 살이 찔 수 있을까? 내 몸의 수분을 인위적으로 배출시키는데 살이 찔 수 있을까?

그런데 이 4가지가 동시에 이루어진다면 어떻게 될까? 못 먹게 식욕을 억제하여 쫄쫄 굶은 분이, 하루에도 몇 차례 화장실을 들락날락하고, 입이 마르면서 수시로 소변보러 가기 위해서 다니고, 운동장을 100m 달리기 하듯이 수십 바퀴를 돌아야 한다면? '살이 찔까?' '살이 빠질까?'

아마도 피골이 상접하지 않을까 한다. 혹시 이 4가지 중 어느 한 가지 다이어트를 하고 있지는 않은지?

혹여 '더 빠르게, 더 빠르게'라는 생각으로 4가지 방법 중 하나 이상을 선택하고 있다면 현재의 방법에 대해서 다시금 한 번 생각을 해보는 건 어떨까?

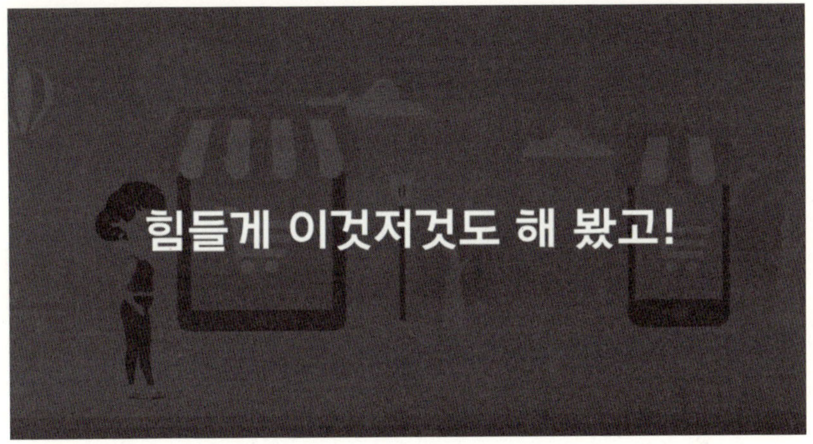

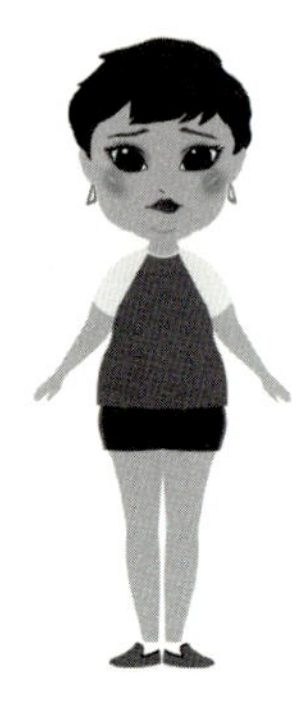

09

기존 다이어트와
요요현상

**기존 다이어트 뒤에는 반드시 동반되는 현상으로 이해하는 요요현상!
과연 다이어트에서 요요현상은 피할 수 없는 것일까?**

요요현상의
발생 이유

요요현상은 다이어트 뒤에는 반드시 동반되는 현상으로 이해되어진다. 과연 그럴까?

요요현상이라 함은 엄밀하게 정의하자면, 어떠한 방법으로 빠졌던 체중이 어떠한 이유로 다시금 원상복귀 혹은 그 이상으로 더 증가하는 현상일 수 있다. 그렇다면 과연 모든 다이어트에서 '요요현상'은 피할 수 없을까?

'요요현상'을 조금 더 구체적으로 살펴보면, 체중이라는 목표

때문임을 알 수 있다. 체중이 원래로 돌아오거나, 원래보다 더 많아질 때 우리는 "요요현상을 겪는다."고 말한다.

그렇다면 다시금 언급하지만, **체중=근육+뼈+체지방+체수분**…으로 구성되어 있는데, 과연 어느 부분에서 빠졌다가 더 급격하게 회복되거나 더 이상으로 무게를 늘리는 작용을 하는 것일까?

첫째, '근육'은 거의 모든 사람들이 늘리고 싶어 할 것이다. 물론 근육이 너무 과다한 몇 분을 제외하고는.

둘째, '뼈'도 거의 모든 사람들이 튼튼하게 유지하고 싶어 할 것이다. 물론 뼈가 통뼈처럼 너무 굵어서 고민이신 분들을 제외하고는.

셋째, '체지방'은 줄이고 싶지만 아무리 노력하여도 잘 빠지지 않기에 제외할 수밖에.

넷째, '체수분'도 그렇다. 체수분은 정말 쉽게 빠지고 정말 쉽게 오른다.

결론적으로, **요요현상은 체중을 구성하고 있는 성분 중 체수분의 들고남에 따라서 체중이 오르락내리락하는 현상임을 이해할 수 있을 것이다.** 즉, 요요현상은 체수분 중심으로 체중의 감소를 유도한 다이어트에서 발생하는 현상이지, 반드시 모든 다이어트에서 발생하는 것은 아니라고 잠정적으로 이해할 수 있을 것이다.

오드리다이어트는 식이요법 없이, 운동요법 없이 건강하게 하는 체지방 위주의 다이어트이기에 체수분 위주의 다이어트와는 다름을 이해할 수 있을 것이다.

비유하자면, 절식과 단식을 통하여 위장의 기능폭을 줄인 상태에 다시 예전의 식습관으로 돌아간다고 하자. 그러면 몸은 예전에 받아들였던 부담보다 오히려 더 과중된 일을 하게 되는 것이므로 남은 에너지를 어딘가에 저장하려고 한다. 이는 지방세포로의 축적이나 수분의 정체를 가져오게 된다. 예전보다 오히려 더 체중이 늘어나게 되는 것이다.

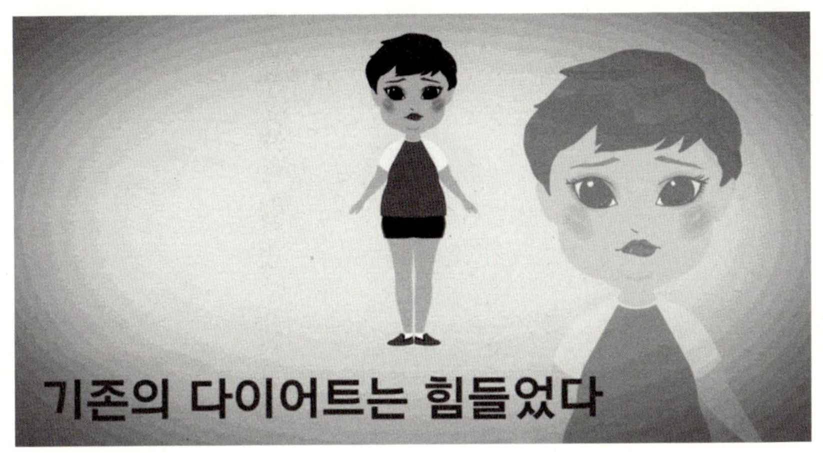

기존의 다이어트는 힘들었다

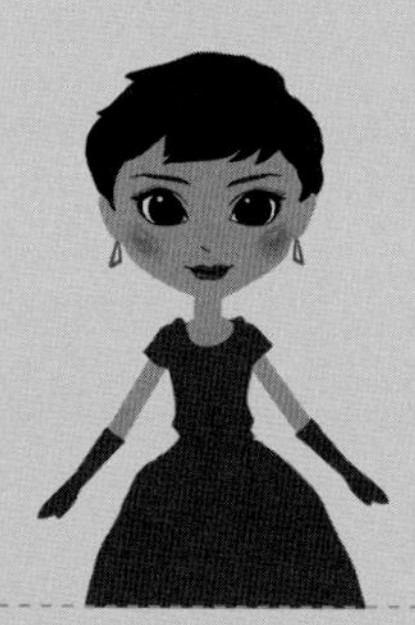

오드리다이어트는
'체지방 감소'의 '균형'이다!

Part 2

오드리다이어트는
몸과 마음이 좋아지는
'선순환'

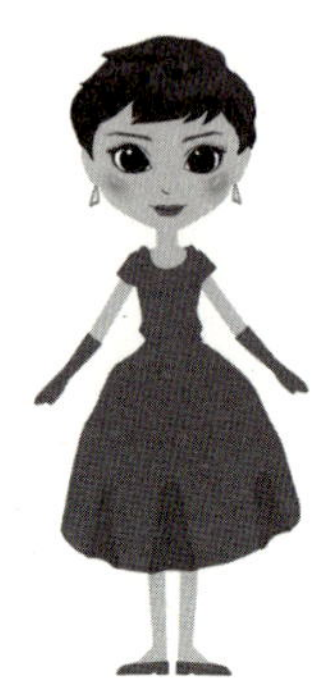

01

오드리다이어트의 '자율적 균형'을 논하다!

오드리다이어트는 기초대사량의 곱셈과 나눗셈에 근거한다.
오드리다이어트는 학습의 곱셈과 나눗셈에 근거한다.
기초대사량이 곱셈화되어 있으면 음식을 마음껏 섭취하여도 체지방이 늘지 않는다.
학습이 곱셈화되어 있으면 음식을 마음껏 섭취하여도 체지방이 늘지 않는다.

균형 플랫폼 한의사

근육, 뼈, 체수분, 체지방으로 구성된 체중을 줄이기 위한 덧셈, 뺄셈, 곱셈, 나눗셈의 해법 중 가장 느리면서, 어려운 계산법은 '체지방' 감소의 곱셈과 나눗셈이다. 당연히 가장 빠르면서 손쉬운 계산법은 '체수분' 감소의 덧셈과 뺄셈일 것이다.

체수분이 아닌 체지방을 감소시키면서 체중의 감소를 일으키

는 것은 근육의 덧셈과 뺄셈, 뼈의 덧셈과 뺄셈, 체수분의 덧셈
과 뺄셈에 비해서 상대적으로 느리게 이루어지게 된다.

비록 체중의 감소는 체수분 감소를 유도하는 기존 다이어트
에 비해서 느리지만, 오드리다이어트의 기초대사량 향상과 학습
이론의 곱셈과 나눗셈 법칙은 건강하게 체지방의 감소가 이루어
지도록 한다. 더구나 이렇게 오드리다이어트로 감소된 체지방
은 특별한 변수가 없는 한 급격한 증가는 다시금 이루어지지 않
는다.

그래서 오드리다이어트는 괴로운 식이요법 없이, 힘겨운 운동
요법 없이 하는 다이어트이기에 두려운 요요현상도 없다. 오드
리다이어트가 자율적 균형에 집중하였던 이유도 이 때문이다.

필자의 화두는 늘 '삶'이다. 필자가 한의사이기에 인간의 건강
은 당연한 화두일 수밖에 없지만, 그 건강은 인간이라는 존재 속
에 놓여진 질문과 답이기에 조금은 큰 화두인 '인간의 삶'에 대해
서 고민할 수밖에 없다.

삶 속에서 숱한 인연이 있다. 좋은 인연도 있을 것이며, 나쁜 인연도 있을 것이다. 그러나 모든 인연은 억겁의 세월 속에서 맺어진 연으로 이어진 인연이기에 한 분 한 분 소중할 수밖에 없다.

필자는 매일 많은 인연과 만난다. 한 분 한 분의 인연들이 필자를 통해서 '삶의 행복을 향한 건강균형'을 찾아갈 수 있다는 사실은 큰 행복이다. 그렇게 필자는 균형 플랫폼, 행복 플랫폼이 된다.

필자는 균형의 항상성을 도와드리고자 한다. 필자를 통해 한 분 한 분이 스스로의 항상력을 키울 수 있도록 최선을 다한다. 건강은 한의사인 필자가 드리는 것이 아니다. 건강은 필자와 인연이 되신 한 분 한 분이 스스로 키워가는 것이라 믿는다. 필자는 한의사로서 한 분 한 분이 스스로의 건강을 키워갈 수 있도록 균형력을 도울 뿐이다. 그래서 필자는 균형 플랫폼 한의사다.

균형은 목적이며, 목표며, 방법이다

어린 아이가 한의사가 된 지금도 늘 가슴에 간직한 화두가 있다.

'세상은 어떠한 이치로 이루어지고 움직이는가?'

세상은 공간으로 이루어져 있다. 세상은 시간으로 이루어져 있다. 세상은 인간으로 이루어져 있다. 공간과 시간은 무생물이다. 인간은 생물이다. 공간과 시간의 무생물이 생물인 인간과 만나면서 생명화되어 간다. 공간 속의 인간이기에 공간은 쉼 없이 변해간다. 시간 속의 인간이기에 시간은 쉼 없이 변해간다.

'변하지 않는 것은 없다.'는 이치만이 유일한 진리라는 평범한 말씀을 떠올리지 않아도 우리 인간을 둘러싼 공간과 시간은 변한다.

공간과 시간, 인간이 '균형' 속에 놓여 있으면 생명으로서의 역할을 하게 된다. 공간과 시간, 인간이 '불균형' 속에 놓이게 되면 생명으로서의 역할을 하지 못하게 된다.

필자를 포함한 인간의 '균형력'인 항상성을 유지할 수 있도록 조언해 드릴 수 있을 것인가 하는 것이 한의사로서 필자의 존재 이유다. 더불어 그 '균형력'인 항상성이 필자와의 인연을 통해서 조금씩 조금씩 저축될 수 있도록 도와드리는 것이 한의사로서 존재의 행복이다. 그렇게 필자는 살아간다. 그래서 행복하다.

세상을 알고 싶은 마음에 조금 더 많은 인연을 만난다. 인간의 몸과 마음을 알고 싶은 마음에 조금 더 한의학을 연구한다. 한의학은 심오하다고들 한다. 맞는 말이다. 한의학은 어렵다고도 한다. 맞는 말이다. 한의학이 양의학과 어떠한 부분에서 다르고, 어떠한 부분에서 같은지를 연구하였다.

양의학은 대단하다. 한의학은 더 대단하다. 양의학은 증상을 호전시킬 수 있다. 한의학은 증상뿐만 아니라 기전을 호전시킬 수 있다.

'과연 다이어트도 그러할까?' 궁금하였다. 아니, 자의적으로 발생한 궁금증이 아니라 타의적인 궁금증이라고 해야 할 것 같다.

"원장님, 치료는 하고 싶은데 한약 먹으면 살찌지 않을까요?"라고 묻는 질문 속에 그 분의 불안한 마음이 있음을 보았다. 치료는 하고 싶은데 여성으로서, 성장기 아이로서 한약을 복용하면 마치 살이 쪄서 문제가 생길지도 모를 것 같은 걱정에 정작 중요한 치료에 대한 결정을 미루는 마음!

그래서 연구해 보았다. 기존의 다이어트도 연구해 보았다. 새로운 다이어트도 연구해 보았다. 가장 확실한 식이조절 없이, 스스로의 심리적 만족감만을 주는 운동조절 없이 하는 다이어트를. 연구 과정이 너무도 어렵고 힘들었지만 알아냈다.

그래서 '괴롭지 않게, 힘겹지 않게, 두렵지 않게 모두 드린다.'는 의미로 '오드리'라 이름지었다. 오드리다이어트가 탄생했다.

숱한 시간들 속에서의 노력들이 빛을 발해 상식적인 통념과 다른 얘기를 하는 오드리다이어트에 반신반의하던 분들도 스스로의 경험을 통해서 이제는 확신에 차서 어머니, 아버지, 남편, 누나, 언니, 동생, 친구, 주변분들을 데리고 오신다.

다이어트도 균형을 저축하면 식이조절 없이, 운동조절 없이도 얼마든지 가능하다는 것! 그것이 바로 '오드리다이어트'다.

오드리다이어트는
균형을 저축하다

'다이어트 이후의 요요현상은 왜 생기는 것일까?' '다이어트 이후의 요요현상은 어찌할 수 없는 것일까?'라는 물음에 대한 답을 찾는 과정이 '오드리다이어트' 연구의 여정이었다.

그리하여 내린 결론은 '건강한 다이어트'는 필연적 현상이라고 여겨졌던 요요가 거의 발생하지 않는다는 거였다. 즉, 건강한 다이어트인 '오드리다이어트'에서 요요는 어찌할 수 없는 현상이 아니라 자연스럽게 없는 현상이 되었다.

그렇다면 왜 대부분의 기존 다이어트에서는 요요현상이 일어나는 것일까? 그 해답을 '불균형'에서 찾았다. 다이어트를 하는 사람의 체성분 결과를 보면 95~97%에서 줄여야 할 체중의 대부분이 체지방이다. 그러나 체지방은 분해되기가 엄청나게 어렵다. 그러다 보니 자연스럽게 체중의 감소는 일으켜야 하고, 체지방은 분해되기 어렵기 때문에 체수분이라는 손쉬운 요소를 줄이는 방법을 선택할 수밖에 없다.

체수분 4~5kg이 줄면 그렇게 분해가 어려운 체지방 1kg도 어쩔 수 없이 분해가 된다. 그러나 이렇게 분해된 체지방은 요요에 따라 급격한 체수분의 상승보다도 더 빠르게 상승되면서 반복되는 체수분 다이어트에 의해 체지방이 더 급속도로 상승하게 되는 문제를 일으키게 된다. 다시 말해 체수분의 감소 유도로 체중 감소를 일으키는 체수분 위주의 물 빼는 다이어트가 아닌, 체지방의 감소 유도로 체중 감소를 일으키는 살 빼는 다이어트를 해야 한다는 뜻이다.

그래서 오드리다이어트는 '균형'에서 그 답을 찾았다. 오드리다이어트는 몸의 균형을 저축하여 스스로 체지방을 조절할 수 있도록 하는 힘을 길러준다. 따라서 자연스럽게 체지방의 감소와 체중의 감소가 이루어지게 되는 것이다.

> **오드리다이어트의 핵심은 '체지방을 분해시킬 수 있는 균형'임을 꼭 기억하자.**

오드리다이어트는 다이어트가 아니라 균형이다

오드리다이어트는 다이어트가 아니다. 다이어트(Diet)에 대한 사전적 의미는 다음과 같다.

첫째, 살이 찌지 않도록 먹는 것을 제한하는 일

둘째, 체중 조절을 위해 음식의 양이나 종류를 제한하여 섭취하는 방법

한마디로 다이어트의 핵심은 음식물의 섭취를 제한하는 것이다. 그런데 오드리다이어트에는 괴로운 식이요법이 필요치 않다. 오드리다이어트에는 힘겨운 운동요법이 필요치 않다.

따라서 섭취되는 칼로리에 인위적으로 제한을 두는 식이요법이 강요되지 않는다.

따라서 소비되는 칼로리를 인위적으로 늘리기 위한 운동요법이 강요되지 않는다.

그러므로 오드리다이어트는 음식의 양과 종류를 제한하지 않기에 음식을 제한한다는 의미의 다이어트가 결코 아니다.

오드리다이어트는 제한하지 않는다. 어떠한 음식물의 종류를 드셔도 된다. 다만, 술과 밀가루 음식을 드시는 분은 드시지 않는 분에 비해서 조금 덜 효과적이라는 사실을 인정하면 된다. 따라서 섭취되는 칼로리에 제한을 두지 않는다.

오드리다이어트는 제한하지 않는다. 어떠한 무리한 운동을 하지 않아도 된다. 다만, 근육의 적절한 움직임의 운동은 혈관과 림프의 순환을 도우므로 건강을 위해서 적절하게 하는 것은 좋

다. 하지만 체지방의 감소를 위한 무리한 운동은 하지 않아도 된
다. 따라서 소비되는 칼로리를 인위적으로 늘리지 않는다. 그러
하기에 오드리다이어트는 '다이어트'가 아니다.

오드리다이어트는 '균형'이다. 괴로운 식이요법 없이, 힘겨운
운동요법 없이 하는 균형의 다이어트이므로 오드리다이어트를
통해 건강한 라인을 저축하자.

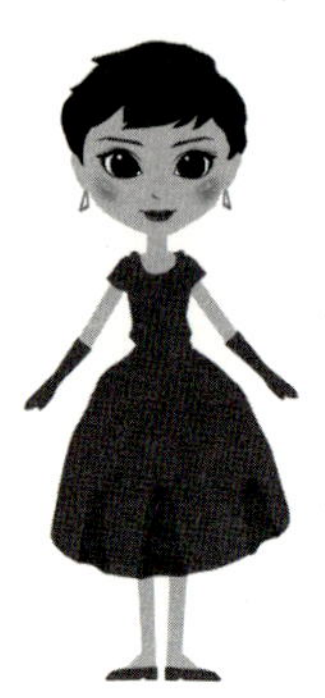

02

오드리다이어트의 '기초대사량'을 논하다!

기존 다이어트는 체중 감소를 위한 칼로리 이론을 말한다.
오드리다이어트는 체지방 감소를 위한 기초대사량 증가를 논한다.
기존 다이어트가 칼로리 계산에 집중할 때, 오드리다이어트는 기초대사량 상승을 유도한다.

인간이 중심인 오드리다이어트

기존 다이어트의 칼로리 이론은 '섭취되는 음식물의 칼로리'에 집중한다. 기존 다이어트의 칼로리 이론은 '소비되는 움직임의 칼로리'에 집중한다.

이와 달리 오드리다이어트는 '섭취되는 음식물과 소비되는 움직임의 주체가 되는 인간'에 집중한다. 다이어트의 중심인 인간의 기초대사량에 근거하면 섭취되는 음식물과 소비되는 움직임의 반응도가 다름을 알 수 있다. 따라서 기초대사량을 어떻게 조절하느냐가 다이어트의 핵심임을 파악할 수 있다.

우선, 기존 다이어트의 칼로리 이론에 대해서 간략하게 다시금 알아보고 한계점을 이해하여 보자.

칼로리는 섭취되는 음식물의 에너지 열량을 의미한다. 기존 다이어트는 물리, 화학적인 객관적 지표라고 여겨지는 칼로리 이론에 따라 칼로리 섭취와 소비의 단순 계산으로 잉여분의 칼로리가 우리 몸에 축적되는 결과물이 체지방이라고 여겨 칼로리의 섭취를 최소화시켜야 한다고 생각한다. 물론 일면 맞다. 물리적이고 화학적인 측면만 고려한다면 단순 측정치의 수치는 유의미하다.

그러나 음식물을 섭취하고 소비하는 인간의 몸이 과연 그 칼로리를 어떻게 받아들일까를 더 고민해 보면 기계적인 칼로리 계산법에 따라 인간의 몸이 섭취와 소비를 일으키는지에 대해서는 회의적이다. 즉, 인간이라는 생물학적 견해를 가지고 칼로리 이론을 대입하면 맞지 않는다는 말이다.

칼로리의 양적 측면만 강조된 칼로리 이론은 칼로리의 질적 측면이 배제되었기에 실질적으로는 그러한 계산법에 따라 인간의 생물학적 메커니즘이 받아들이지 않는다는 것이다.

우선, 동일한 양의 칼로리를 가진 음식의 종류가 다르다. 즉, 칼로리의 질이 다르다. 더구나 동일한 음식의 칼로리 양을 받아들이는 인간의 몸이 달라 칼로리 질에 대한 반응도에도 차이가 난다. 인간의 몸과 마음은 동일한 양의 칼로리 음식을 동일하게 받아들이지 않으며, 동일한 질의 칼로리 음식이라고 하더라도 동일하게 받아들이지 않는다.

인간 개개인은 개체의 특이성이 존재한다. 즉, 체질적 차이가 있는 인간이 체질적 특성에 따라 동일한 양과 동일한 질의 칼로리에 반응하는 과정과 결과는 다르다. 예를 들어, 사과 100g당 57~75kcal로 계산된 수치가 인간의 특이적인 개체성과는 무관하게 동일하게 작용한다는 것은 실험실적 사고에 지나지 않는다. 실험실 내의 화학적 열량 측정에서는 사과 100g당 측정치에 조금의 차이는 있지만 57kcal에서 75kcal의 에너지를 가진다는 것이다.

그러나 이 이론적 근거는 여기까지이다. 100g당 57~75kcal의 사과를 소화, 흡수, 배설하는 개체는 인간이다. 기존 다이어트가 핵심이론으로 여기는 칼로리 이론은 기계적 수치에 지나지 않는다는 것이다.

비록 동일한 칼로리의 사과라고 하더라도 태양인, 소양인, 태음인, 소음인 등의 인간 개체군이 흡수하고 배설하는 과정이 다르다. 더구나 태양인의 열증과 한증, 소양인의 열증과 한증, 태음인의 열증과 한증, 소음인의 열증과 한증뿐만 아니라 태양인의 허증과 실증, 소양인의 허증과 실증, 태음인의 허증과 실증, 소음인의 허증과 실증, 또한 태양인의 양증과 음증, 소양인의 양증과 음증, 소음인의 양증과 음증의 소화, 흡수, 배설이 다르고, 태양인의 표증과 리증, 소양인의 표증과 리증, 태음인의 표증과 리증, 소음인의 표증과 리증이라는 체질 내의 시간적 상황에서도 에너지 활용도가 다르다.

즉, 인간 개체의 특이성으로 보자면 동일한 사과에 대해서 사상체질별로 다른 에너지 활용도를 보이며, 동일 체질 내에서도 시간적인 편차에 따른 몸의 변화도에 따라 에너지 활용이 달라진다는 것이다.

동일 음식에 대응하는 인간의 체질적 구분을 단순하게 계산해 보아도, 한 체질 내에서도 2(한열)×2(허실)×2(음양)×2(표리)=16가지 경우의 수가 있다. 즉, 태양인의 경우 16가지, 소양인의 경우 16가지, 태음인의 경우 16가지, 소음인의 경우 16가지 총 64가지의 반응도로 나뉠 수 있다. 하지만 이 또한 한열, 허실, 음양, 표리라는 팔강적 측면에서만 구분한 것이며, 이것이 가지는 개별성에 근거한 기준은 더 많아 64가지 이상의 소화, 흡수, 배설 시스템을 논하여야 한다.

그런데 인간의 개별적 특이성인 체질에 대한 부분까지 언급되면 복잡해지니 우선적으로 기존 다이어트가 집중했던 칼로리 이론의 1차원적 한계점을 애기하였다. 또한 비록 완벽하지는 않지만 기존 다이어트의 근거가 된 칼로리 이론이 현실에서 무의미하게 적용될 수밖에 없도록 한 2차원적인 반응도인 인간의 기초대사량 관점으로 기존 칼로리 이론의 한계점을 극복해 보고자 한다.

물론 여기서는 3차원적인 인간의 개별성 즉, 유전의 선천적 특성, 환경의 후천적 특성에 대한 논의는 하지 않을 것이다. 왜냐하면 1차원적 이론인 칼로리 이론을 확장하여 2차원적 이론인 기초대사량을 이해하고 실천적 물음과 답으로 진행하는 과정이 쉽지 않기에 이에 대한 확고한 패러다임이 구축된 이후에 3차원적 물음과 답이 가능하리라 보기 때문이다. 그럼 오드리다이어트의 근거가 되는 기초대사량에 대해서 알아보자.

기초대사량의 정의

기초대사량이란 생물체가 생명을 유지하는 데 필요한 최소한의 에너지량을 말한다. 생명체는 아무런 움직임이 없는 상태에서도 생명을 유지하기 위해서 폐로 숨을 쉬는 호흡순환, 심장 박동의 혈액순환, 간의 해독작용 및 호르몬 작용, 비장의 호르몬작용, 신장의 여과작용, 체온유지 등 기초적인 생명 활동을 위한 신진대사를 해야 한다. 여기에 소모되는 에너지량이 기초대사량이다. 즉, 보통 움직이지 않거나 휴식 상태 등으로 가만히 있을 때 소모되는 에너지가 기초대사량이 되는 것이다.

기초대사량은 인간 개개인의 신진대사 효율이나, 골격에 따른 근육량 등의 신체적 요소에 따라 차이가 있다고 알려져 있다. 물론 이외에도 다양한 요건들에 의해서 기초대사량에 차이가 발생하기도 한다. 하지만 대체적으로 남성은 체중 1kg당

1시간에 1kcal를 소모하고, 여성은 0.9kcal를 소모하는 것으로 알려져 있다.

따라서 일반적으로 남성의 체중이 60kg이라고 가정하면 하루에 소모하는 기초대사량은 60kg × 24시간 × 1kcal/(kg·시간) = 1,440kcal이다. 만약 여성의 체중이 50kg이라고 가정하면 이 여성이 소모하는 기초대사량은 50kg × 24시간 × 0.9kcal/(kg·시간) = 1,080kcal이다.

우리 인간의 기초대사량은 생명체 개개인이 하루에 소모하는 총 에너지의 60~70%를 차지한다고 한다. 통상적으로 여겨졌던 에너지 소비에 비해서 상당히 많은 비중을 차지한다 할 정도로 중요하다.

기초대사량과 비견되는 대사량에는 활동대사량이라는 게 있다. 활동대사량은 생명 유지를 위한 기초대사량 이외에 일상생활에서 활동할 때 소모되는 에너지량을 의미한다. 따라서 기초대사량과 활동대사량을 합하면 인간 개개인에게 하루에 필요한 대사량이 되는 것이다. 즉, **하루 필요한 대사량=기초대사량 + 활동대사량이 된다.**

남성의 경우 60kg이라면 기초대사량 1,440kcal와 개인에 따른 활동대사량이 필요하고, 여성의 경우 50kg이라면 기초대사량 1,080kcal와 개인에 따른 활동대사량이 필요하다는 의미가 된다.

만약 1일 활동대사량을 대략 1,000~1,300kcal 정도로 감안한다면 남성의 경우 60kg이라면 기초대사량 1,440kcal + 활동대사량 1,000~1,300kcal = 2,440~2,740kcal가 필요하게 된다. 여성의 경우 50kg이라면 기초대사량 1,080kcal + 활동대사량 1,000~1,300kcal = 2,080~2,380kcal가 필요하게 된다.

기초대사량은 한 사람의 일평생 동안에도 조금씩 차이를 보인다고 알려져 있다. 기초대사량은 보통 생후 1~2년 사이가 가장 높고, 사춘기 때 약간 상승한다. 그 이후에는 다시금 하락한다. 성별로 보자면 여성의 기초대사량이 남성의 기초대사량보다 5~10% 낮은 것으로 알려져 있다. 즉, 기초대사량은 개인별 차이가 크며, 인종·성별 및 연령·체격·생활상황·체표면적·평균체온 등 여러 가지 요인에 따라 달라진다.

기초대사량의 일평생 동안 변화도를 보면 키 성장의 상황과도 거의 유사하게 맞물림을 알 수 있다. 키 성장의 변화도를 보면 태어나서 2년 정도까지 급성장을 하게 되고, 그 이후에 다시금 사춘기쯤에 2차 성징이 나타나는 시점쯤에 2차 성장기가 도래하게 된다. 사춘기 이후에는 키 성장이 급격하게 마무리되어서 성장판이 닫힌 이후에는 키 성장도 멈추게 된다.

이러한 기초대사량과 키 성장과의 시기상 유의성은 키 성장을 위해서는 어쩔 수 없이 기초대사량도 상승할 수밖에 없음을 방증한다. 즉, 기초대사량의 증가가 키 성장을 유발한 것인지, 아니면 키 성장을 위해서는 기초대사량의 증가가 필요했는지에 대한 선후의 문제를 차치하고 기초대사량과 키 성장은 아주 큰 상관성을 가짐을 알 수 있다.

이는 기초대사량이 상승하면 우리 몸에 성장을 위한 긍정적인 신호가 켜졌음을 의미한다. 반대로 기초대사량이 하락하면 우리 몸에 성장과는 반대의 부정적인 신호가 켜졌음을 의미한다.

오드리다이어트는 기초대사량을 상승시킨다. 체중 조절을 위해 무리하게 굶게 되면 우리 몸에서는 에너지가 부족하다는 것을 느끼게 되고 에너지가 고갈되지 않게 하기 위해 기초대사량을 줄여나간다. 따라서 에너지 소모가 활발하게 이루어지지 않아 장기적으로 보면 오히려 다이어트에 역효과를 주게 된다. 이보다는 꾸준한 운동을 통해 근육량을 증가시켜 기초대사량을 높이는 것이 도움이 된다. 기존에 혹시 기초대사량을 높이는 방법으로 알려진 것이 있는지 확인하여 보자.

기초대사량을 높인다고 알려진 방법들의 모순

기초대사량은 전체 대사량의 약 60~70%를 차지하고 있다. 그러므로 기초대사량을 늘려 칼로리를 소모하는 것은 다이어트에서 아주 중요한 요소이다. 그렇다면 기존의 다이어트 방법 중 기초대사량을 높인다고 알려진 방법들은 없을까? 통상적으로 알려진 몇 가지를 간추려 보자.

첫째, 기초대사량을 높이기 위해서는 우선 근육량을 늘려야 한다고 알려져 있다. 둘째, 기초대사량을 높이기 위해서는 활동량을 늘리면 된다고 알려져 있다. 셋째, 기초대사량을 높이기 위해서는 균형 잡힌 식단을 섭취하면 된다고 알려져 있다. 넷째, 기초대사량을 높이기 위해서는 교감신경을 활성화시켜야 한다고 알려져 있다. 기초대사량을 높인다고 알려진 이러한 방법들이 실제적으로 기초대사량을 높일 수 있을까?

- **실제적으로 근육량을 늘린다고 해서 기초대사량이 증가하지는 않는다.** 인체의 근육은 스스로를 유지하기 위해서 칼로리를 소모하는데, 근육에서 소모하는 열량이 기초대사량의 40%를 차지한다고 주장하는 이론도 있다. 물론 허벅지 근육이나 코어근육의 강화를 통해 일정부분은 기초대사량의 증가가 조금 유도될 수는 있다. 하지만 실제 근육이 많을수록

움직일 때 더 많은 열량의 에너지를 소모하는 것은 맞지만 이는 대체적으로 활동대사량을 증가시키는 것이지 기초대사량을 증가시키지는 않는다.

- **실제적으로 활동량을 늘린다고 해서 기초대사량이 증가하지는 않는다.** 활동량을 늘려 호흡기관과 순환기관의 열량 소모를 늘리는 것은 기초대사량의 증가가 아니라 활동대사량의 증가를 유도한다.

- **실제적으로 균형 잡힌 식사를 한다고 해서 기초대사량이 증가하지는 않는다.** 건강하기 위해서는 균형 잡힌 식사가 중요하다. 하지만 섭취하는 음식물만으로 기초대사량을 높일 수는 없다.

이러한 세 가지의 방법들은 비록 약간의 기초대사량 증가가 있지만, 주로 활동대사량의 증가를 의미한다. 이러한 활동대사량의 증가가 곧바로 기초대사량의 증가로 이어지지 않기에 위의 방법으로 기초대사량의 증가를 유도하기는 쉽지 않다. 그렇다면 실제적으로 기초대사량의 증가를 유발할 수 있는 방법은 유일하게 네 번째 방법인 교감신경의 활성화뿐이다.

인간의 몸에는 교감신경과 부교감신경이 있다. 교감신경은 신체의 기능을 활발하게 하는 작용이 있기 때문에 교감신경이 활성화되면 기초대사량이 늘어난다고 알려져 있다. 조금 더 활성화된 교감신경이 호흡작용, 순환작용, 해독작용, 배설작용 등의 신체기능을 더 활발하게 조절함으로써 기초대사량이 높아지게 된다. 물론 지나친 교감신경의 항진은 과도한 인체의 긴장 상태를 유발할 수 있기에 적절한 교감신경의 활성화가 좋다.

그런데 교감신경과 부교감신경으로 이루어진 자율신경은 우리가 조절할 수 있는 신경이 아닌 불수의 신경이기에 불가능하다.

이렇게 보면 실제적으로 우리의 일상에서 기초대사량을 높일 수 있는 방법은 없는 것으로 결론지어질 듯하다. 그럼에도 불구하고 오랫동안 연구된 오드리다이어트의 오드리환을 복용하면 기초대사량이 높아진다. 이는 오드리환이 우리 몸의 양적 기능을 향상시켜 조금 더 활발하게 대사활동이 이루어질 수 있도록 하는 역할을 하기 때문이다.

따라서 오드리환을 통한 오드리다이어트는 기초대사량을 증가시킴으로써 '괴로운 식이요법 없이', '힘겨운 운동요법 없이' 다이어트가 가능하다.

오드리다이어트는 기초대사량을 높인다

오드리다이어트는 기존 다이어트의 체수분 감소 효과가 아닌 기초대사량을 상승시키는 작용으로 체지방 감소를 유도한다. 기초대사량이란 활동을 통한 에너지 소비가 아닌 몸 그 자체의 체온 유지를 위한 에너지 소비를 의미한다. 비만한 사람의 대부분은 기초대사량이 낮아서 적은 음식에도 과잉에너지가 발생하며, 이것이 지방세포에 축적되어 살이 찌게 된다.

이러한 사람들이 절식과 단식 등의 프로그램으로 유입되는 에너지의 양을 줄여서 체중을 줄였다 하더라도 요요현상이 벌어지는 이유는 무리한 단식요법과 운동요법으로 기초대사량이 낮아지기 때문이다. 그렇게 되면 다이어트 이후에 낮아진 기초대사량에 비하여 많이 보충된 에너지는 그대로 체지방이 되어 다이어트 이전보다 살이 더 찌게 되는 악순환을 낳게 된다.

따라서 요요현상은 근육 손실과 기초대사량 하락, 잉여 에너지 과잉으로 잉여에너지가 손실된 근육이나 다른 곳에 저장되지 못하고 지방세포에 재축적되면서 생기는 현상이다.

기초대사량은 제지방량에 비례해서 상승하므로 지방을 제외한 다른 인체 구성 요소를 충분히 상승시키면서 유지하여야 다이어트 이후의 요요현상을 막을 수 있다.

우리 몸의 엔진 효율에 해당하는 기초대사량의 증가를 통하여 어떠한 패턴의 식이요법 형태를 지니더라도 효율적으로 몸 안에서 다 처리될 수 있도록 하는 프로그램이 개발되어야 한다. 이것이 오드리다이어트의 가장 기본적인 개념이다. 들어가고 나가는 그 가운데 우리 인간의 몸이라는 생명체가 있다. 생명체의 엔진 효율을 높여 정체된 노폐물의 배설을 원활히 하고, 기혈(氣血)이 저체되지 않도록 하는 것, 그것이 오드리다이어트이다.

오드리다이어트는 칼로리의 양을 계산하지 않는다. 오드리다이어트는 마음껏 드실 것을 권고한다.

오드리다이어트는 칼로리의 양이 아닌 질에 중점을 둔다. 비록 탄수화물 1g당 4kcal와 단백질 1g당 4kcal로 g당 동일한 칼로리의 양을 보이지만, 칼로리의 질은 다름을 알아야 한다.

탄수화물은 흡수됨과 동시에 혈당의 상승을 유발한다. 따라서 급격한 혈당 상승을 억제하기 위해서 우리 몸에서는 인슐린을 분비하게 되며, 그에 따라 여분의 에너지는 체지방으로 축적된다.

단백질은 아미노산으로 분해되어 흡수되므로 우리 몸의 구성 물질이 된다. 즉, 에너지원보다는 구성 물질로서의 작용이 더 강하다.

오드리다이어트는 이러한 기본적 원리 이면에 숨겨진 우리 몸 자체의 기능에도 주안점을 둔다. 즉, 에너지가 들고 나는 사이에 우리 몸 자체가 열을 발생시키기 위해 기본적으로 필요한 기초대사량에 관심을 둔다.

쉽게 설명해 덧셈의 원리에서 다이어트를 이해하자면 섭취되는 에너지를 줄이는 단식 또는 절식의 식이요법이 될 것이며, 뺄셈의 원리에서 다이어트를 이해하자면 소비되는 에너지를 늘리는 배설, 해독 및 운동요법이 여기에 해당한다.

그러나 우리가 간과하지 말아야 할 것은 산술적 수치 속에 감추어진 우리 스스로의 기능이다. 절식과 단식을 통하여 덧셈되는 양을 줄이고, 장해독 및 운동을 통하여 뺄셈의 양을 늘리면 전체적으로 축적되는 에너지의 양은 당연히 줄어든다.

이러한 노력과 더불어 간과하지 말아야 할 것은 우리 몸 스스로가 필요로 하는 절대적인 양이 있다. 절대적인 양은 덧셈과 뺄셈과 무관하게 일정한 기준치를 가지고 있다. 그것은 기초대사량이다.

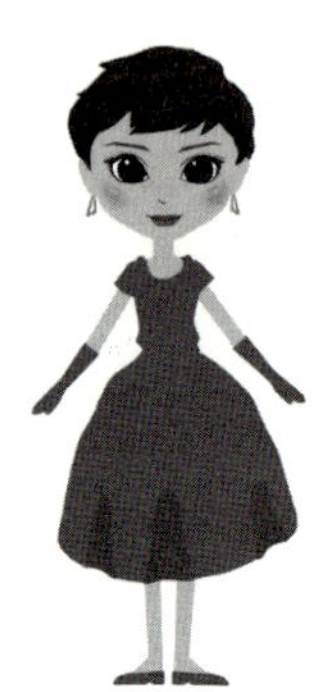

03

오드리다이어트의
'학습'을 논하다!

기존 다이어트는 체중의 체수분 감소에 집중하지만
오드리다이어트는 체중의 체지방 감소를 유도한다.
학습론을 통해 기존 다이어트와 오드리다이어트의 차이점에 대해서
확실히 알아두자.

기존 다이어트와 다른
오드리다이어트

기존 다이어트에서는 다이어트를 위한 식이요법과 운동요법은 반드시 필요한 것으로 여겼다. 또 다이어트 이후의 요요현상은 당연시되었다.

그런 반면 오드리다이어트는 기존 다이어트가 의존하는 식이요법과 운동요법을 원하지 않는다. 더구나 새로운 변수가 개입되지 않는 한 오드리다이어트 이후의 요요현상은 없다. 즉, **오드**

리다이어트는 '괴로운 식이요법 없이, 힘겨운 운동요법 없이, 두려운 요요현상 없이' 건강한 다이어트가 가능하다.

이렇게 오드리다이어트가 기존 다이어트와 달리 '식이요법 없이', '운동요법 없이', '요요현상 없이' 가능한 이유를 학습론을 통해서 이해할 수 있을 것이다.

첫째, 오드리다이어트의 학습론은 기억의 망각 곡선과 연관이 있다. 둘째, 오드리다이어트의 학습론은 성적의 가중치와도 연관이 있다.

첫째, 기억의 망각 곡선을 살펴보자.

먼저 학습의 기억에 대해서 알아보자. 우리가 기억하는 학습 패턴은 망각 곡선에 따라 진행하게 된다. 초기에는 거의 다 기억된 것처럼 여겨지던 사실들이 시간이 지나면서 잊히고, 일정 시간 이후에는 거의 남지 않는다. 기억이 잊히기 전에 다시금 상기시키는 과정이 발생하면 우리의 뇌와 마음은 조금 더 길게 기억한다. 이러한 과정이 반복됨으로써 우리는 더 오랜 기간 동안 학습 패턴을 활용할 수 있게 된다.

몸과 마음의 다이어트 패턴은 망각 곡선과 너무도 흡사하다. 긍정적인 자극이든 부정적인 자극이든 처음에는 강하게 인식되지만 시간이 지나면서 잊히고 일정 시간 이후에는 거의 남지 않는다. 자극이 잊히기 전에 다시금 상기시키는 과정이 발생하면 몸과 마음은 조금 더 길게 기억한다. 이러한 과정이 반복됨으로써 우리는 더 오랜 기간 동안 다이어트 패턴을 활용할 수 있게 된다.

오드리다이어트는 우리 몸과 마음의 기억을 유도하는 다이어트법이다. 현재의 부정적 몸과 마음의 상태를 긍정의 몸과 마음의 상태로 수정하여 기억될 수 있도록 한다. 초기에는 하루에 3회 복용함으로써 기초대사량을 상승시켜 몸과 마음이 체지방 분해의 건강한 메커니즘을 인식할 수 있는 과정을 거치게 된다. 그 이후에는 하루에 2회 복용하여도 이전의 기억과 맞물려 지속적인 효과를 보이게 된다. 최종적으로 하루에 1회 복용만으로도 기초대사량과 체지방을 유지하면서 건강한 몸과 마음을 유지할 수 있도록 한다.

둘째, 성적의 가중치에 대해서 알아보자.

학습의 성적과 다이어트의 성적에 대해서 알아보자. 성적 향상을 위한 학습 패턴은 가중치에 따라 진행하게 된다. 체중 감소를 위한 다이어트 패턴도 가중치에 따라 진행하게 된다.

우선 학습의 성적에 대해서 알아보자. 예를 들어 학습해야 할 과목이 영어, 과학, 암기과목, 수학이 있다고 하자. 만약 과목별 가중치가 없이 영어 25점, 과학 25점, 암기과목 25점, 수학 25점으로 총점 100점의 시험이 있다면 여러분은 어떤 과목을 중점적으로 학습하겠는가?

물론 개인적인 취향에 따라 영어를 좋아하는 사람은 영어를 더 많이, 과학을 좋아하는 사람은 과학을 더 많이, 수학을 좋아하는 사람은 수학을 더 많이 할 수도 있다.

하지만 오직 시험성적만을 위해서 학습을 한다면 우리는 암기과목을 우선적으로 할 것이다. 아니 우리는 당연히 암기과목을 우선적으로 학습하여야 한다. 왜냐하면 영어를 잘해서 25점 만점을 받으나, 과학을 잘해서 25점 만점을 받으나, 수학을 잘해서 25점 만점을 받으나, 암기과목을 잘해서 25점을 받으나 동일한 25점 만점이기 때문이다.

이렇게 과목별 가중치 없이 영어, 과학, 암기과목, 수학이 동일한 배점으로 이루어진다면 시험성적의 빠른 상승을 위해서 우리는 암기과목에 집중하게 된다.

다음으로 다이어트의 성적에 대해서 알아보자. 총점의 구성 과목들을 체중의 구성 성분으로 견주어 보면 영어는 근육의 무게로, 과학은 뼈의 무게로, 수학은 체지방의 무게로, 암기과목은 체수분의 무게로 비견될 수 있다.

총점 100점이라는 점수는 영어 25점 + 과학 25점 + 암기과목 25점 + 수학 25점이기에 굳이 어려운 영어, 과학, 수학이 아닌 암기과목에 집중하면 쉽게 평균점수와 총점을 높일 수가 있다.

이와 같이 영어로 견줄 수 있는 근육의 무게를 줄이기는 어렵고, 과학으로 견줄 수 있는 뼈의 무게도 줄이기는 어렵고, 수학으로 견줄 수 있는 체지방의 무게도 줄이기는 너무 어렵다. 따라서 가장 손쉬운 방법은 체수분과 견줄 수 있는 암기과목의 성적을 높이는 것이다.

이는 기존 다이어트가 체중의 구성 요소 중 가장 손쉽고 빠르게 많이 줄일 수 있는 체수분을 선택해서 줄이는 방법을 연구하는 것과 동일한 의미이다. 즉, 기존 다이어트는 가중치 없는 과목별 배점에 따라 암기과목을 집중적으로 학습함으로써 단시간에 손쉽게 성적 향상을 하듯이, 체수분을 집중적으로 감소시킴으로써 짧은 시간에 어렵지 않게 체중 감소를 할 수 있는 다이어트라 할 수 있다.

그런데 만약 시험에 과목별로 가중치가 주어진다면 어떨까? 총점은 100점으로 동일하되, 영어 25점, 과학 25점, 암기과목

10점, 수학 40점으로 가중치가 주어진다면 우리는 어떻게 학습해야 성적을 올릴 수 있을까?

암기과목을 잘해서 만점을 받아도 10점밖에 되지 않는다. 그래서 비록 시험성적이 금방 오르지 않는 과목이지만 영어와 과학, 수학을 열심히 해야 전체적인 성적을 향상시킬 수 있는 것이다. 진정으로 실력을 쌓아서 성적을 향상시키기 위해서는 비록 어렵고 힘들지만 영어와 과학, 특히 수학을 꾸준하게 열심히 해서 실력을 늘려야 한다. 그래야만 진정한 실력으로 높은 성적을 받을 수 있다.

다이어트도 마찬가지다. 체중을 구성하고 있는 요소는 근육, 뼈, 체수분, 체지방이지만 건강한 다이어트를 위해서는 근육의 무게, 뼈의 무게, 체수분의 무게, 체지방의 무게 감소가 동일하지 않다. 건강을 위한 체중 구성 요소별 가중치로 보자면 근육과 뼈, 체지방의 가중치에 비해서 체수분의 가중치는 거의 주어지지 않는다. 기존 다이어트를 통해 가중치가 높지 않은 체수분을 빼 두어도 체중 감소는 쉽게 일어나지만 건강에는 오히려 아주 부정적인 결과가 발생하게 된다.

그래서 비록 짧은 시간에 어렵지 않게 체수분을 빼는 기존 다이어트가 있다고 하더라도 우리는 체지방 위주의 건강한 오드리다이어트를 선택해야 한다.

학습론으로 보는 다이어트

"공부, 쉽지 않으시죠?" 어느 누군가는 "공부가 제일 쉬웠다."고 말씀하시던데, 아마도 "공부가 제일 쉬웠어요."가 아니라 "학습이 제일 쉬웠어요."라고 표기하는 게 더 옳을 듯하다. 공부는 정말 어렵다. 기존의 지식을 습득하면서 지혜로움을 터득하고, 새로운 가설과 검증의 과정을 쉼 없이 거쳐야 하니 말이다.

"건강, 쉽지 않으시죠?"

만약 어느 누군가가 "건강이 제일 쉬워요."라고 말씀하신다면, 아마도 두 가지 경우 중 하나에 속할 가능성이 높다.

첫째, 건강의 개념을 잘 모르는 경우

둘째, 현재의 건강에 자신하는 경우

그래서 "건강이 제일 쉬워요."라고 말씀하시는 분의 의도를 조금 더 분석해 보면, 아마도 "건강이 제일 쉬워요."가 아니라 "건강해 보임은 제일 쉬워요."라고 순화시켜 볼 수 있을 듯하다.

건강은 정말 어렵다. 쉼 없이 내부의 환경과 외부의 환경을 조율하면서 엔트로피를 거슬러 건강한 생명을 유지한다는 것은 참으로 경이롭기까지 하다.

그런데 학습론으로 공부에 접근하면 막연함보다 조금 더 구체화될 수 있어 공부가 조금 더 쉬워질 수 있다.

이와 비견되기에는 부족하지만 살짝 다이어트론으로 건강에 접근하면 막연함보다 조금 더 구체화될 수 있어 건강에 조금 더 도움이 될 수 있다. 오드리다이어트는 우리 몸의 건강에 대한 새로운 학습법이다. 괴로운 식이요법 없이, 힘겨운 운동요법 없이 하는 새로운 개념의 오드리다이어트로 균형을 저축하면 건강에 도움을 줄 수 있다.

다이어트에서 학습론의 의미

"학이시습지 불역열호(學而時習之, 不亦說乎)"라고 하는 논어의 〈학이〉편에서 나왔다고 알려진 '학습'이라는 단어는 우리에게 너무도 익숙해져 있는 단어일 것이다. '배우고 익힘'이라는 의미다. 그런데 우리의 몸 또한 쉼 없이 학습하고 있다고 한다면 조금 의아하게 느껴질 수도 있을 것이다.

그렇다. 우리 몸 세포 하나하나, 우리 몸 조직 하나하나, 우리 몸 기관 하나하나, 우리 몸 개체가 각각 쉼 없이 학습하고 있다.

예를 들어, 100여 명의 어느 군집에 속한 사람들에게 동일한 음식의 제공과 동일한 활동량을 제한한 상황에서 같은 공간과 같은 시간 동안에 생활할 수 있도록 한 이후에 체중과 체지방의 변화도를 측정하여 추이를 살펴본다면, 과연 어떠한 결과를 산출할 수 있을까?

체중과 체지방에 일정한 변화도를 보일까?

체중과 체지방에 다른 변화도를 보일까?

실제로 실험한 데이터적인 논문을 확인하지 못했지만, 추론상 동일한 공간과 동일한 시간 동안에 동일한 음식과 동일한 활동량으로 생활하였음에도 불구하고 체중과 체지방에 다른 변화도를 보였을 가능성이 상당히 높다.

이러한 다른 변화도는 왜 발생하는 것일까? 아마도 이미 각각의 사람들이 가지고 있는 몸의 인식 프로그램이 다르게 작동하기 때문일 것이다. 즉 동일한 공간과 동일한 시간 속에서 동일한 음식임에도 이미 학습된 각각의 몸이 받아들이는 소화와 흡수의 과정이 다르며, 동일한 활동량임에도 이미 학습된 각각의 몸이 받아들이는 인지와 반응의 신경, 혈액과 림프 등의 순환 과정이

다르기 때문에 다른 변화도를 보이는 것이다.

오드리다이어트는 이미 다르게 학습된 각각의 몸이지만 긍정적인 '건강함'을 목적으로 시간적 자유로움 속에서 '체지방과 라인'을 목표로, 공간의 굴레에 얽매이지 않고 편안함과 즐거움의 방법으로 스스로 '학습'할 수 있도록 돕는 다이어트다.

학습법과 다이어트법의 공통점

"공부는 어렵고 학습은 그나마 쉽습니다."라고 말씀드렸다. "건강은 어렵고 다이어트는 그나마 쉽습니다."라고 말씀드렸다. 물론 처음부터 학습이 조금 더 쉬웠던 것은 아니었다. 뇌의 구조, 뇌의 기능 등에 대한 이해와 여러 가지 학습법들에 대한 연구를 통해서 개인별 최적화 과정을 거치면 훨씬 쉬운 학습법이 도출된다.

물론 처음부터 다이어트가 조금 더 쉬웠던 것은 아니었다. 인간의 몸과 마음 등에 대한 이해와 여러 가지 다이어트법들에 대한 연구를 통해서 다이어트의 기본 전제를 달리하고, 최적화 과정을 거치고, 어렵고 힘겹게 연구하면서 즐거운 다이어트를 위한 일념으로 훨씬 쉬운 다이어트법이 도출되었다.

학습법에는 참으로 다양한 방법들이 많다. 다이어트법에도 참으로 다양한 방법들이 많다. 누군가에게는 적합한 학습법이 누군가에게는 해당되지 않을 수도 있다. 누군가에게는 적합한 다이어트법이 누군가에는 해당되지 않을 수도 있다.

이 세상의 어느 누군가에게는 효과가 있었기에 학습법으로 알려지지 않았을까?

이 세상의 어느 누군가에게는 효과가 있었기에 다이어트법으로 알려지지 않았을까?

그러나 다양한 학습법 중에서도 뇌의 구조와 기능에 효과적이고 효율적인 학습법이 있지 않을까?

다양한 다이어트법 중에서도 몸과 마음의 구조와 기능에 효과적이고 효율적인 다이어트법이 있지 않을까?

단, 다이어트법은 반드시 '건강함'을 전제로 하여야 한다. 오드리다이어트가 그 해답을 가지고 여러분에게 도움을 드릴 수 있을 것이다.

다이어트에도 핵심 요점이 있다

"학창시절, 어떤 과목이 제일 좋으셨나요?" 물론

성적이 좋아서 좋아한 과목도 있을 것이며, 선생님이 좋아서 좋아한 과목도 있을 것이며, 좋아하다 보니 성적이 좋아진 과목도 있을 것이다.

그런데 그렇게 좋아했던 과목에는 공통점이 있다. 스스로 그 과목에 대한 핵심 사항에 대해서 조금 더 잘 안다는 것이다. 즉 핵심을 파악하면 그 과목에 대한 자신감이 생기고, 그로 인해서 조금 더 그 과목을 좋아하게 되는 듯하다.

다이어트도 비슷한 듯하다. 다이어트의 핵심이 과연 무엇일까? 그동안에는 다이어트라는 과목의 핵심을 체중으로 보았다. 그러다 보니 아무리 이런저런 다양한 종류의 다이어트를 해 보았지만 하는 동안에는 너무 힘들고, 너무 지칠 뿐만 아니라 그러한 다이어트가 중지된 이후에는 급격하게 체중이 다시금 오르는 극심한 요요현상을 겪을 수밖에 없었다. 그러니 '다이어트 이후에는 요요현상이 당연하다.'라는 인식이 생길 수밖에 없었다.

그러나 이는 다이어트라는 과목의 핵심을 잘못 이해하였음을 방증하는 것이다. 좋아하는 과목의 핵심을 잘 파악하면 상대적으로 조금 덜 힘들게 학습을 하더라도 성적의 유지 및 향상은 조금 더 수월해진다.

마찬가지의 원리가 다이어트에도 적용된다. 다이어트의 핵심

요점은 무엇일까? 이 글을 읽고 있는 분들은 이제 어느 정도 짐작하리라 본다. 그렇다. 다이어트라는 과목의 핵심은 체지방이다. 더구나 건강하게 마음껏 드시면서 식이요법 없이, 무리한 운동요법 없이 체지방 위주의 핵심을 다스려주면서 하는 다이어트라면 어렵지 않게 다이어트를 즐길 수 있다. 오드리다이어트가 다이어트 과목의 핵심을 짚어 드릴 수 있을 것이다.

체수분 감소는 암기과목의 성적 향상과 견줄 수 있다

대개 다이어트를 시작하면 '체중 감소'에 목표를 두게 된다. '몇 kg감소!!!' 물론 수치화되는 무언가를 목표로 한다는 것은 아주 잘한 일이다. 다만 체중의 감소를 목표로 두게 되면, 체중을 구성하고 있는 요소 중 제일 손쉽게 감소시킬 수 있는 체수분 위주로 진행될 수밖에 없다. 체중을 학습에 비유하자면, 체수분은 암기과목과 유사하다. (물론 이해를 필요로 하는 암기과목도 있음은 잠시 예외사항으로 두도록 하자.)

암기과목을 평상시에 꾸준히 학습하면 물론 성적이 오르겠지만, 그렇다고 해서 꾸준한 학습이 반드시 암기과목의 성적 향상에 도움이 되지는 않는다. 대개 시험일정에 닥치면 다급하게 외우게 되는 과목이다. 역시나 체수분도 식사량을 줄이거나, 땀을 빼거나, 대변으로 수분을 빼거나, 소변으로 수분을 빼면 아주 빠른 속도로 줄어들게 된다.

암기과목을 집중적으로 하면 암기과목의 성적은 빠르게 오른다. 체수분을 집중적으로 빼면 체중의 감소는 빠르게 진행된다.

그런데 암기과목을 아무리 잘 하여도 기초성적 향상에는 크게 도움이 되지 않는다.

그런데 체수분을 아무리 잘 빼도 기초건강 향상에는 크게 도움이 되지 않는다. 오히려 건강을 더 망가뜨릴 수도 있다.

오드리다이어트는 언어영역, 수리영역, 탐구영역 등의 기초실력을 다지듯 차근차근 건강하게 체지방의 감소를 유도한다. **오드리다이어트는 균형 저축이다.**

다이어트를 학습에 비유하면
체지방은 수리영역에 비견된다

만약 학창시절을 보냈거나 보내고 있다면 우리는 대개 학문적 학습에 익숙해져 있을 것이다. 다이어트를 학습에 비유하여 설명하면 조금 더 이해가 쉬울 듯하여 학습과목과 견주어보도록 하겠다.

학창시절 학습 과목은 국어, 영어, 수학, 과학, 사회 등이었다. 이를 수능시스템과 비교하여 이해하면 언어영역(영어는 외국어 영역이지만 외국어도 하나의 언어이기에 언어영역에 포함), 수리영역, 탐구영역, 암기영역으로 나눌 수 있을 것이다.

- 여러분은 어떤 영역이 가장 학습하기 쉬웠나요?
- 여러분은 어떤 영역이 가장 학습하기 어려웠나요?
- 여러분은 어떤 영역을 시험성적 올리기에 가장 쉬운 과목으로 설정했나요?
- 여러분은 어떤 영역을 시험성적 올리기에 가장 어려운 과목으로 설정했나요?
- 여러분이 학습량이나 학습시간을 늘리면 어떤 영역의 성적이 가장 빠르게 올라가던가요?
- 여러분이 학습량이나 학습시간을 늘렸음에도 어떤 영역의 성적이 가장 느리게 올라가던가요?

여러분 한 분 한 분의 개인적 선호도 및 학습력에 따라 언어, 수리, 탐구, 암기 등의 다양한 선택이 될 듯하지만 대체적으로 가장 노력하였음에도 불구하고 성적이 잘 오르지 않는 과목으로 수리영역, 대체적으로 가장 노력하지 않았음에도 불구하고 성적이 잘 오르는 과목으로 암기영역이라는 공통적인 답변이 나올 듯하다.

그렇다. 언어, 수리, 탐구, 암기를 성적에 포함된 요소라 본다면, 근육, 뼈, 체지방, 체수분은 체중에 포함된 요소이다. 즉, **체중=근육+뼈+체지방+체수분**으로 단순화시킬 수 있으며, 성적=언어+수리+탐구+암기영역으로 단순화시킬 수 있다.

성적을 짧은 시간에 적은 노력으로 올리기 위해서 언어, 수리, 탐구를 선택하지는 않을 것이다. 성적을 손쉽게 올리기 위해서 우리는 대개 암기영역을 선택할 것이다.

마찬가지다. 대부분의 다이어트는 체중을 짧은 시간에 적은 노력으로 내리기 위해서 근육, 뼈, 체지방을 선택하지는 않는다. 왜냐하면 근육은 탐구영역처럼 조금 학습하면 조금 성적이 오르는 듯하다가 조금 덜 학습하면 성적이 조금 떨어지듯이 편차가 크지 않다.

또한 뼈는 언어영역처럼 학습한다고 해서 성적이 오르거나, 학습하지 않는다고 해서 성적이 떨어지지 않듯이 참으로 난해하다. 더구나 체지방은 수리영역처럼 학습을 엄청나게 함에도 성적이 거의 오르지 않는 것처럼 잘 빠지지도 않는다.

　그러니 체중을 줄이기 위해서 대부분의 다이어트는 근육, 뼈, 체지방을 선택하지 않는다. 체중을 줄이기 위해서 손쉽게 암기 영역과 견줄 수 있는 체수분을 선택하는 것이다.

　그러나 오드리다이어트는 어렵고 힘겨운 노력과 연구를 통해서 수리영역의 성적을 높여 진정한 실력을 쌓아가듯이 식이요법 없이, 운동요법 없이 체지방의 분해를 통한 균형저축에 도움을 준다.

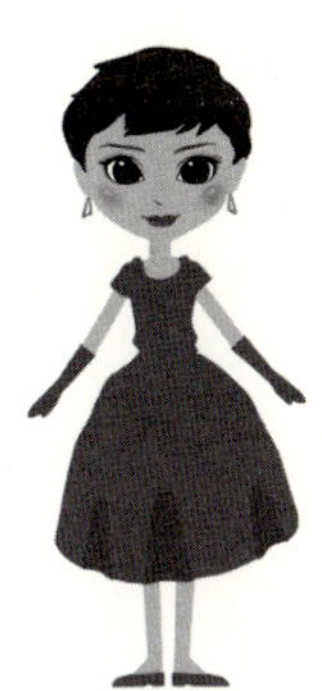

오드리다이어트의 목적은 '건강함'이다!

오드리다이어트의 목적은 '건강함'이다.
왜 우리가 다이어트를 하려고 하는지 생각해 보면 너무도 당연한 답변이다.
그럼에도 우리는 그동안 다이어트의 방법론에 매달려 잠시 다이어트의 목적에 대한 생각을 잊어버린 건 아닐까?

오드리다이어트의 진정한 목적

우리가 잠시 잊고 있었던 다이어트의 진정한 목적을 생각해 보자. 다이어트의 목적은 '체중을 줄이는 것'이 아니다. 다이어트의 목적은 '활기차고 균형 잡힌 건강한 몸매'를 위한 것이다.

살이 찌는 요인은 참으로 다양하다. 붓기가 그대로 살이 되면서 체중이 증가하기도 하고, 혈액순환이 되지 않으면서 발생하기도 한다. 식욕이 억제되지 않아 과도하게 섭취함으로써 체중이 늘기도 하고, 활동량이 적어 살이 찌기도 한다.

살이 찌면 의욕이 사라진다. 처진 몸매는 자꾸만 마음까지도 힘들게 한다. 의욕 없고 힘든 마음은 다시금 살이 찌게 한다. 악순환의 연속이다.

악순환의 고리를 끊어야 한다. 무거운 몸매와 처진 마음을 상큼한 몸매와 의욕적인 마음으로 바꾸어야 한다. 그러기 위해 억지로 배고픔을 참고, 먹고 싶은 유혹을 뿌리쳐야 한다고 생각해서 칼로리 낮은 음식만으로 주린 배를 채운다. 혹은 하기 싫은 운동을 몇 시간이고 허기지게 탈진이 될 정도로 한다.

하지만 이런 과정은 살을 빼야 한다는 강박관념을 심어 주어 오히려 2차적인 문제를 일으킬 수 있다. 거식과 폭식의 양상을 만들어 낼 수도 있기 때문이다.

생명의 가장 기본적인 욕구 중 하나인 '식욕'을 억지로 참는다는 것은 참으로 고통스럽다. 다이어트는 고통을 인내하는 수도의 과정이 아니다. 또한 그렇게 돼서도 안 된다. 악순환의 고리를 끊고, 선순환의 시스템에 나의 몸과 마음을 두어야 한다.

'활기차고 균형 잡힌 건강한 몸매'의 진정한 다이어트를 하여야 한다. 이를 위해서는 기본적으로 기초대사량의 상승과 더불어 체지방의 분해를 유도해야 한다. 그래야 자연스럽게 몸이 활력을 느끼며, 마음이 생활에 의욕을 가지게 된다.

그러기 위해서는 내 몸속의 지친 세포를 일깨워서 활기차고 정열적일 수 있도록 에너지를 불어넣어야 한다. 그리고 몸속에 적체된 노폐물인 나쁜 담음을 적절히 배출할 수 있어야 한다. 그러면 요요현상이 거의 없는 건강한 다이어트가 될 수 있다.

지난 시절 다이어트를 위해 여러 가지 시도를 해보았음에도 불구하고 효과를 보지 못했거나, 요요현상으로 오히려 더 힘든 과정을 경험했다면 오드리다이어트를 통해 활기찬 몸과 마음을 가질 수 있다.

몸과 마음이 좋아지는 오드리다이어트

진료를 하다 보면 다이어트를 원하는 많은 여성분들과 만나게 된다. 그러나 날씬한 몸매를 위해서 다이어트를 하고 싶은 마음의 이면에는 다른 걱정이 있다는 것도 알게 된다. '다이어트를 해서 날씬한 몸매를 가지고 싶다.'라는 생각과 더불어 '혹시나 다이어트를 하면서 몸이 나빠지면 어떡하지?'하는 마음이 같이 자리하고 있음을 알게 된다.

여태까지 대부분의 기존 다이어트가 잘못되었음을 다시금 느끼게 된다. 다이어트는 건강한 몸과 마음을 위해서 불필요하게 과도한 체지방 감소를 유도하는 것이다. 그럼에도 불구하고 왜 대부분의 여성들은 다이어트를 하게 되면 몸이 망가진다고 생각하는 것일까?

그것은 아마도 다이어트의 진정한 목적을 고려하지 않고, 맹목적으로 어떻게 해서든 체중만 감소시키려고 했기 때문이 아닐까? 다이어트의 건강한 목적과 다이어트의 진정한 목표를 다시금 생각해 보아야 한다.

오드리다이어트는 건강한 몸과 마음을 이루어가는 과정이다.
몸이 건강해지고, 마음이 가벼워지는 선순환의 다이어트이다.

내 몸의 나쁜 노폐물인 체지방을 자연스럽게 분해하고, 내 몸의 떨어진 에너지 활력도를 자연스럽게 상승시키고, 그래서 체지방의 감소와 더불어 몸과 마음이 가벼워짐을 느끼게 된다.

이제부터 모든 분들이 '다이어트'를 생각하면 몸과 마음이 가벼워진다는 느낌을 가질 수 있도록 오드리다이어트가 그날이 올 때까지 최선을 다할 것을 다짐한다.

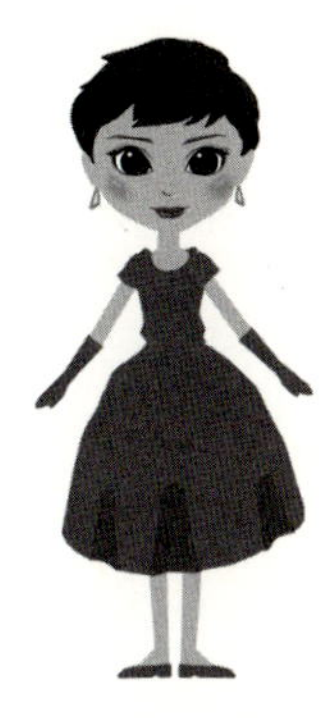# 05

오드리다이어트의 목표는 '체지방 감소'다!

오드리다이어트의 목표는 '체지방 감소'다.
과잉된 체지방은 여러 가지 문제점을 유발한다. 적절한 지방 이상의 체지방은 건강을 위협한다.
따라서 문제가 되는 체지방의 감소를 위해 오드리다이어트를 하자.

체중을 목표로 하는 다이어트는 쉬울 수 있다

'체중 감소'의 목표를 달성하기는 쉬울까? 아니면 어려울까? 결론부터 말씀드리면 쉬울 수도 있고, 어려울 수도 있다.

엥! 무슨 말이냐고? 의아할 것이다. 그런데 의아하게 말씀드릴 수밖에 없다. 오드리다이어트를 하겠다고 내원하는 많은 분들이, "주변에서 많이 빠졌다고 얘기해서 왔습니다."라고 말씀하신다.

그러면 필자는 어김없이 말씀드린다. "오드리다이어트는 체중을 많이 빼서 유명한 다이어트가 아닙니다. 체중을 많이 뺄 수 있는 방법은 기존의 다이어트로도 충분히 뺄 수 있습니다. 오드다이어트는 괴로운 식이요법 없이, 힘겨운 운동요법 없이 건강한 다이어트이기에 알려졌을 겁니다."

만약 체중을 목표로 한다면 (힘겹겠지만 간단한 방법으로) 오늘 이 시간부터 언제까지 식이조절을 하면 금방 빠질 수 있다. 그 방법이 무엇이냐에 따라 조금 덜 힘겨울 수도 있을 것이며, 조금 덜 어려울 수도 있겠지만….

이 세상에는 그러한 부분에 도움을 주는 무수한 다이어트법이 존재한다. 아니 앞으로도 무수히 다양한 방법들이 나올 것이다.

그러나 오드리다이어트처럼 식이요법 없이, 운동요법 없이 건강하게 체지방을 줄여주는 다이어트는 쉽게 만나지 못할 것이다. 진정한 다이어트는 "괴로운 식이요법 없이, 힘겨운 운동요법 없이 건강하게 라인이 살아날 수 있느냐?"하는 물음에 대한 해답이다. 오드리다이어트에서 그 해답을 얻을 수 있을 것이다.

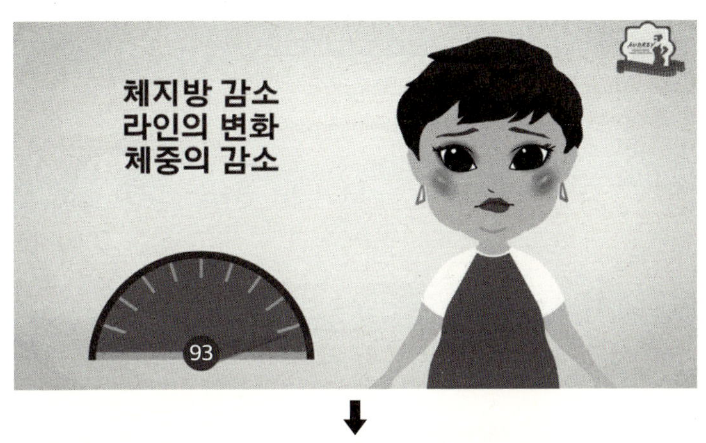

체지방 감소
라인의 변화
체중의 감소
93

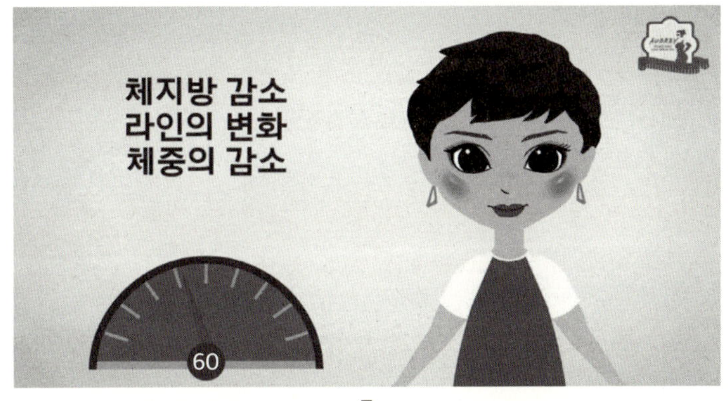

체지방 감소
라인의 변화
체중의 감소
60

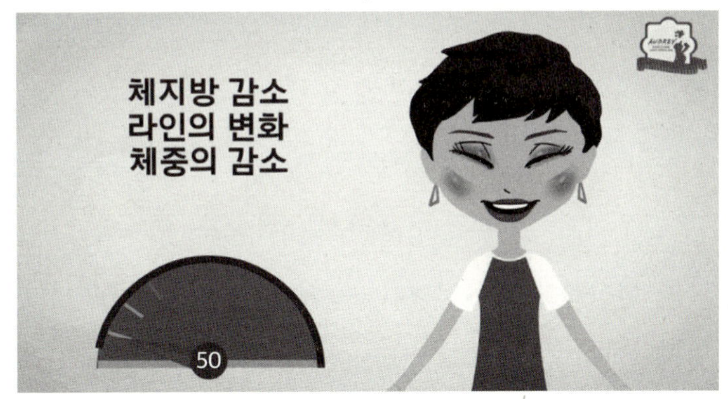

체지방 감소
라인의 변화
체중의 감소
50

체중 10kg을 빼도 칭찬하지 않는 오드리다이어트

많은 분들이 다이어트의 목표로 삼는 체중 감소! 오드리다이어트를 할 경우 대부분은 오드리다이어트 이후 체성분 결과에서 체지방의 감소와 더불어 체중의 감소가 수치화되어 나타난다.

그러나 비록 체지방의 감소와 체중의 감소를 확인하여도 오드리다이어트는 그 결과만으로 바로 칭찬해 드리지 않는다. 우선적으로 첫째, 그 사이에 마음껏 드셨는지를 확인한다. 즉, 건강한 다이어트를 하셨는지 여부를 먼저 체크한다.

만약 여기서 식이요법이 개입되었다면 아무리 체지방이 2~3kg 감소하고, 체중이 4~5kg 감소했더라도 절대 칭찬하지 않는다. 현재의 체지방과 체중 감소의 체성분 검사 결과는 식이요법 등으로 인해 발생한 허수이기에 크게 의미 없으므로 이해하시라고 말씀드린다.

둘째, 마음껏 드셨는지 확인하고 우선적으로 체지방의 변화 여부를 확인한다. 체중을 먼저 확인하지 않는다. 체중은 중요하지 않기 때문이다. 체중은 근육과 뼈, 체수분, 체지방으로 구성된 하나의 현상화된 지표에 지나지 않기 때문이다. 물론 체지방의 감소에 따라 체중의 감소는 당연히 일어날 수밖에 없다. 즉 체지방의 변화가 없는 상태에서 일어난 체중의 감소는 대개 체수분의 감소에 따른 결과일 가능성이 높다.

셋째, 마음껏 드시고 체지방의 감소까지 확인한 후 체중의 감소를 확인한다. 왜냐하면 이것이 건강을 위한 진정한 오드리다이어트의 목표이기 때문이다. 그리고 칭찬해 드린다. 그동안 스스로 건강하게 오드리다이어트를 잘하셨음을. 체지방이 감소하였음을. 체중이 감소하였음을.

> 오드리다이어트의 핵심 목표는 '괴로운 식이요법 없이' 힘겨운 운동요법 없이' 하는 즐거운 '체지방 균형'이다.

오드리다이어트의 균형

체중=체지방+근육+무기질+체수분으로 개괄적으로 나타낼 수 있을 것이다. 다이어트의 목적이 '건강'이라면 아마도 이 요소들의 적절한 균형이 목표가 될 것이다.

실제로 체성분 결과를 보면 거의 대부분의 다이어트 환자분

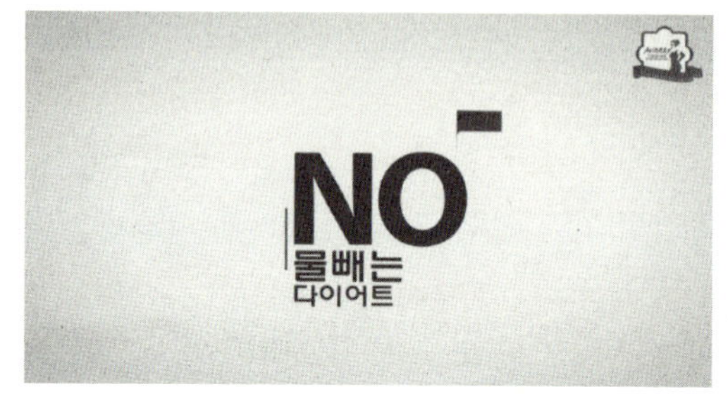

들은 표준 이상의 체지방이 문제가 된다. 이로 인해서 고지혈증, 지방간 등의 증상을 보이기도 한다. 물론 이외에도 여러 가지 질환을 앓는 경우가 많다.

그렇다면 다이어트의 목표는 '건강'을 위한 '체지방' 분해가 될 듯하다. 그럼에도 불구하고 체지방의 분해는 쉽지 않기에 조금 더 쉬운 목표가 정해진다. '체수분의 감소에 따른 체중 감소'다. 물론 체중은 누구나 쉽게 체크할 수 있고 수치를 확인하기 쉽기 때문에 목표로 정해짐은 어찌할 수 없을 듯하다.

하지만 건강을 위한 다이어트라 함은 체중이 아닌 체지방에 목표가 주어져야 한다. 이는 체중을 구성하는 요소들의 적절한 균형을 의미하는 것이다.

오드리다이어트는 식이조절 없이, 운동조절 없이, 체수분의 감소가 아닌, 체지방의 감소를 위해 어렵고 힘겹게 연구되어진 건강한 다이어트이다.

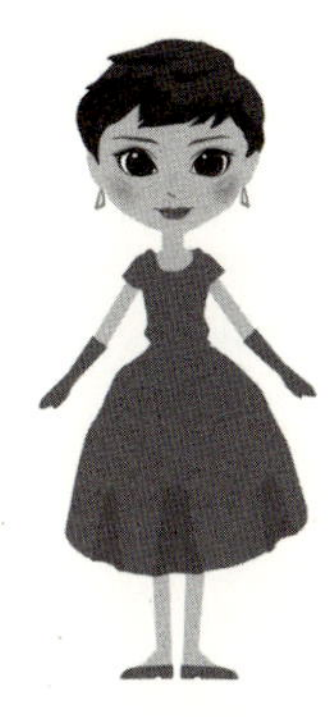

06

오드리다이어트의 방법은 '균형 저축'이다!

오드리다이어트의 방법은 '균형 저축'이다.
오드리다이어트의 목적은 '건강함'이고 오드리다이어트의 목표는 '체지방 감소'다. 건강함을 유지하거나 증진하면서 체지방 분해 위주의 다이어트가 되어야 함이 오드리다이어트의 전제조건이다.
이러한 전제조건을 만족시키기 위해서 오드리다이어트는 연구되었다.

건강한 다이어트 방법이 건강한 결과를 낳는다

어떤 다이어트를 하고 있는지? 아인슈타인이 이런 말을 남겼다고 한다. "같은 방법을 반복하면서 다른 결과를 기대하는 사람은 ○○○(조금은 과격한 단어이기에 표기하지 않는다)이다."

원래 다이어트를 하려고 했던 목적을 한 번 생각해보자. 그리고 그 다이어트의 목적에 부합한 목표는 설정했는가? 다이어트는 누가 뭐래도 '건강한 체지방 유지'라는 목적과 목표에 부합하여야 한다.

그럼 다이어트 방법은 어떠해야 할까? '균형'을 저해하면 안 된다. 아니 오히려 균형이 깨어져 있는 '불균형' 상태를 '균형'으로 돌아갈 수 있도록 도와주어야 한다. 그럼에도 불구하고 오늘도 잘못된 다이어트를 통해 '불균형'을 더 심화시키고 있지는 않은지.

오드리다이어트는 균형이다. 오드리다이어트는 체중을 구성하고 있는 근육, 뼈, 체수분, 체지방의 균형이다. 오드리다이어트는 체지방 조절을 위한 호르몬 균형이다. 오드리다이어트는 신경전달물질의 균형이다. '균형 저축'을 통해 체지방 감소를 유도하며 건강함을 돕는다. 오드리다이어트는 좋은 다이어트 방법을 반복하면서 좋은 결과를 반복하고 있다.

체중 감소에 혹하지 말자

다이어트를 하면 많은 분들이 체중에 목표를 둘 수밖에 없음을 인정한다. 현상적으로 체크해 볼 수 있는 수치는 체중이니까. 그러나 보이는 현상에 너무 매몰되면 본질에서 오히려 멀어질 수 있음을 세상살이에서도 많이들 느꼈을 것이다. 다이어트 또한 그러하다.

다이어트의 목적은 건강을 위함이다. 그러한 목적은 상실되고 현상인 '체중 감소'에 목표가 주어지다 보면 옳고 그름을 떠나, 좋고 나쁨을 떠나, 싫고 좋아함을 떠나 우리는 '체중 감소'에 몰두하게 된다.

그 결과가 어떠한지는 여러분들도 아마 잘 알 것이다. 체중의 감소는 건강한 다이어트를 통한 체지방 감소에 따라서 당연히 일어나는 부수적인 현상임을 우리는 알아야 한다. 오드리다이어트는 인간의 생리와 병리에 대한 오랜 연구와 고민의 결과물로 여러분을 지금보다 조금 더 건강하게 생활할 수 있도록 도와드릴 것이다.

기존 다이어트는 어렵고 오드리다이어트는 쉽다

"여러분은 다이어트가 쉬운가요? 어려운가요?" 섣불리 판단하기에 조금 헷갈리는 질문일 듯하다. 다른 질문으로 잠시 바꾸어 여쭤보도록 하자.

"여러분들은 공부가 쉬운가요? 어려운가요?"

조금 더 구체적인 질문으로 가 보자!

"여러분들은 학습이 쉬운가요? 어려운가요?"

조금 더 구체적인 질문으로 가 보자!

"여러분들은 학업 향상이 쉬운가요? 어려운가요?"

조금 더 구체적인 질문으로 가 보자!

"여러분들은 시험성적 올리는 게 쉬운가요? 어려운가요?" 등등.

조금씩 더 구체적인 질문으로 진행해 볼 수 있을 것이다. 자, 그럼 다시 여러분께 여쭤보겠다.

"여러분은 다이어트가 쉬운가요? 어려운가요?"

다양한 의견과 다양한 주장이 있을 듯하다. 그러한 말씀들을 조금 정리해서 어느 입장에 서 있느냐에 따라 살펴보면, 다이어트를 직접 하는 당사자의 입장에서는 대체적으로 "다이어트는 어렵다."고 할 것이다. 다이어트를 간접적으로 도와주는 분들의 입장에서는 대체적으로 "다이어트는 쉽다."고 할 것이다. 왜 다이어트를 도와주는 입장에서는 다이어트가 쉬울까?

"왜 식사를 줄이지 않았느냐?"

"왜 이걸 드셨느냐?"

"왜 저걸 드셨느냐?"

"왜 저녁에 드셨냐?" 등등.

"왜 운동을 하지 않았느냐?"

"왜 움직이지 않았느냐?"

"왜 만보를 걷지 않았느냐?"

"왜 칼로리를 소비하지 않았느냐?" 등등.

여러분들은 아마도 숱한 다이어트를 해 보았을 것이다. 수천 년 인류의 역사 속에서 유행했다가 사라져 갔던 유명한 다이어트부터 시작해서, 지금도 주변에서 유행하고 있는 다이어트까지.

옆에 계속적으로 실패하는 다이어트 환자분을 지켜보면서 '의지가 박약한 거 아니야?'라고 쉽게 생각하지는 않으셨는지? 현재까지 알려진 다이어트의 대부분은 직접 해보지 않으면 알지 못할 것이다.

현재까지 알려진 다이어트는 직접 해보면 정말 힘들다. 다만, 옆에서 지켜보고 훈수를 두는 입장에서는 너무도 쉬운 다이어트다.

오드리다이어트는 그런 다이어트가 아니다. 너무도 어렵고 힘겹게 연구되었다. 다이어트 환자분들이 엄청난 의지력과 노력 없음을 스스로 좌절하지 않고 편안하고 즐겁게 할 수 있도록 연구한 다이어트이다.

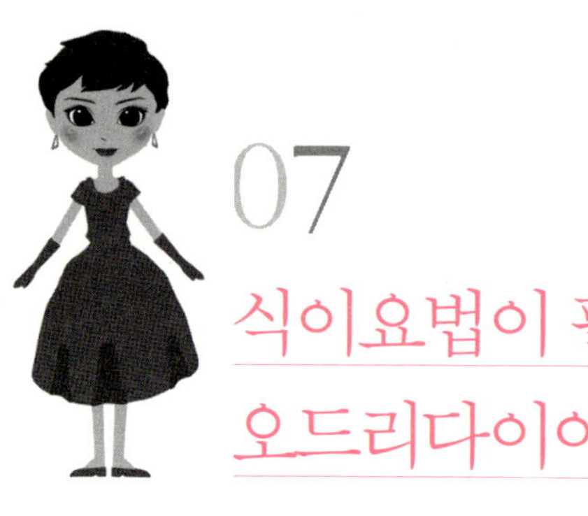

식이요법이 필요 없는
오드리다이어트

오드리다이어트는 괴로운 식이요법을 요구하지 않는다.
오드리다이어트는 마음껏 드시라고 말씀드린다.
오드리다이어트의 기본 전제조건은 "나중에 유지할 수 있는 식이패턴을 지금부터 하면 됩니다."라고 말씀드린다.

하루에 네 끼든, 두 끼든
상관없는 오드리다이어트

오드리다이어트는 편하게 할 수 있는 다이어트다. 하루에 두 끼를 먹어도 되고 하루에 네 끼를 먹어도 된다.

오드리다이어트는 괴로운 식이요법을 요구하지 않는다. 물론 식이요법을 병행하면 체수분의 감소에 따른 체중의 감소가 더 빠르게 이루어지겠지만, 그로 인해서 몸과 마음이 망가지고 무리한 식이요법에 따른 극심한 요요현상은 피할 수 없음을 알기에 오드리다이어트는 식이요법을 원하지 않는다.

다만 술과 밀가루 음식 등은 다른 음식에 비해서 흡수가 빨라 적절하게 섭취하는 정도로 권한다. 오드리다이어트에서는 결코 체중 감소를 위한 식이요법을 원하지 않는다.

그래도 다이어트가 될 수 있을까? 괴로운 식이요법 없이 가능한 다이어트가 있기는 할까?

오드리다이어트는 괴로운 식이요법 없이 편안하게 지내도 된다. 오드리다이어트가 건강함을 도와 드릴 것이다.

식이요법이 필요 없는 오드리다이어트

"마음껏 드십시오."라고 다이어트 환자분에게 말씀드리면 하나같이 의아해하는 표정을 짓거나 이해할 수 없다고 말한다.

맞다. 의아해하거나 이해할 수 없을 것이다. '다이어트'라고 하면 당연히 '식이조절'이라는 단어와 연결되므로. 물론 다이어트라는 영어적 의미가 식이요법, 식습관이기 때문에 당연한 반응일 것이다.

그러나 다이어트의 정확한 의미인 식이요법과 식습관은 식이조절만을 의미하지는 않는다. 식이요법의 의미에는 식이조절보다는 좋은 식사의 의미가 더 강하게 내포되어 있다. 식습관의 의미에는 식이조절보다는 좋은 식사습관의 의미가 더 강하게 내포되어 있다.

따라서 당연히 좋은 음식의 식사와 좋은 습관의 식사는 좋다. 이러한 좋은 음식의 식사와 좋은 습관의 식사를 하지 않고 무조건 식사량을 줄이거나 식사의 질을 나쁘게 하는 식이조절을 하지 말라는 뜻이다.

조금 복잡해지는 것 같은가? 아니다. 간단하게 생각하면 된다. 우리가 단순하게 생각하는 식이조절의 패턴은 단순히 식사량을 줄이거나, 식사질을 나쁘게 하거나, 식사를 할 때 죄의식을 느끼거나 하는 양상이다.

그러나 이러한 식이조절은 아주 나쁘다. 식사량을 줄여 칼로리의 섭취를 줄이겠다는 목표이며, 식사질을 나쁘게 하여 고칼리보다는 저칼로리의 섭취를 목표로 하겠다는 것이며, 식사하는 마음을 부여잡아 식욕을 억제하여 칼로리의 섭취 욕구 절제하겠다는 뜻이다.

그러나 이러한 식이조절은 십중팔구 실패한다. 저칼로리만을 고집함으로써 기초대사량이 떨어지고, 식욕억제를 위한 죄의식으로 심리적 대사량마저 떨어지게 된다. 그러면 실제적으로 체수분의 감소에 따라 체중이 감소하겠지만 몸의 활력도 떨어지고, 마음의 활력도 떨어질 수밖에 없다.

원래 다이어트의 목적은 무엇이었나? 원래 다이어트의 목적은 '건강한 몸과 마음을 가지기 위함'이었다. 오드리다이어트는 이러한 다이어트의 목적에 부합될 수 있도록 오랜 기간 연구되었다.

식사량을 줄일 필요도 없다.

식사질을 바꿀 필요도 없다.

식사의 마음도 부여잡으실 필요가 없다.

신성한 음식을 앞에 두고, 즐거운 마음으로 마음껏 드시면 된다.

오드리다이어트는 괴로운 식이조절 없이, 힘겨운 운동조절 없이, 건강하게 체지방 위주로 라인이 잡힐 수 있도록 도와줄 수 있다.

약주만 드시지 않으면 된다. 밀가루 음식만 드시지 않으면 된다. 밀가루는 아주 좋은 음식이다. 살찌기에 아주 좋은 음식이다. 술은 아주 아주 좋은 음식이다. 살찌기에 아주 아주 좋은 음식이다. 그러니 밀가루와 술만 섭취하지 않으면 살을 조금 더 빼드릴 수 있다.

만약 약주와 밀가루를 많이 드신다면 안 드실 때보다는 조금 덜 효과적임을 인정하면 된다. 그러면 약주를 하고, 밀가루를 섭취해도 무방하다.

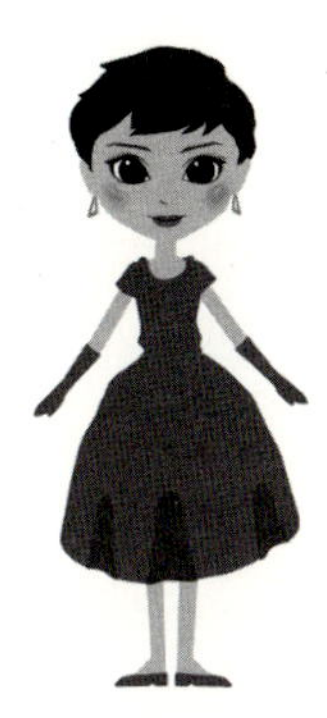

08

운동요법이 필요 없는
오드리다이어트

오드리다이어트는 힘겨운 운동요법을 요구하지 않는다.
오드리다이어트를 위해서 운동을 하라고 말씀드리지 않는다.
오드리다이어트의 전제조건은 "나중에 유지할 수 있는 운동패턴을
지금부터 하면 됩니다."라고 말씀드린다.

운동요법이 필요 없는
오드리다이어트

오드리다이어트는 하루에 30분이든, 1시간이든 편하게 할 수 있는 운동습관을 유지하면 된다. 물론 그동안 특별히 운동을 하지 않았다면 다이어트를 위한 운동을 새롭게 필요로 하지는 않는다.

오드리다이어트는 힘겨운 운동요법을 요구하지 않는다. 비록 운동요법을 병행하면 체수분의 감소에 따른 체중의 감소가 더

빠르게 이루어지겠지만, 그로 인해서 몸과 마음이 망가지고 무리한 운동요법에 따른 극심한 요요현상은 피할 수 없음을 알기에 오드리다이어트는 운동요법을 원하지 않는다.

다만 근육 밑의 혈관과 림프 등의 건강한 순환을 위한 근력운동은 우리 몸과 마음의 건강을 위해 적절하게 하는 정도는 권한다. 즉 체중 감소를 위한 운동요법을 오드리다이어트에서는 필요로 하지 않는다. '힘겨운 '운동요법' 없이도 다이어트가 가능할까?'

오드리다이어트는 힘겨운 '운동요법' 없이 편안하게 지내도 된다. 오드리다이어트가 건강함을 도와 드린다.

운동은 활동대사량을 높인다

운동으로 기초대사량을 높일 수 있을까? 결론적으로 말해 운동으로는 기초대사량을 높일 수 없다. 기초대사량은 뇌, 심장, 간 등 우리 몸을 구성하는 모든 것에 의해 결정된다고 알려져 있다. 하지만 골격근이 쓰는 기초대사량은 전체 기초대사량의 20%에 불과하다고 알려져 있다. 즉 근육량이 아무리 늘어나더라도 기본적으로 근육에 따른 기초대사량이 전체 기초대사량에서 차지하는 비율이 높지 않기 때문에 기초대사량이 크게 달라지지는 않는다.

따라서 운동으로 기초대사량을 올리기는 한계가 있다. 지방 세포도 에너지를 소모한다. 다만 체중 감량으로 지방량이 줄어든 만큼 기초대사량도 줄어든다. 따라서 체중을 줄이며 기초대사량까지 올리는 것은 이율배반적이다. 다시 한 번 결론을 내리자면 운동으로 근육량을 키워 얻을 수 있는 기초대사량의 상승폭은 그리 크지 않다.

다만 근육량을 키우면 기초대사량이 아닌 활동대사량이 늘어난다. 운동할 때 근육량이 늘어나기 이전보다 더 많은 칼로리를 소모할 수 있는 것이다. 즉 근육을 늘린다고 정지된 상태에서 가만히 있는데도 에너지의 소비가 발생하지는 않는다.

운동을 하게 되면 많아진 근육이 최대한 움직여 이전보다 더 많은 에너지를 소비한다. 즉 늘어난 근육량은 운동을 하며 움직일 때 활동대사량이 늘어남으로써 에너지의 소비를 증가시키게 된다.

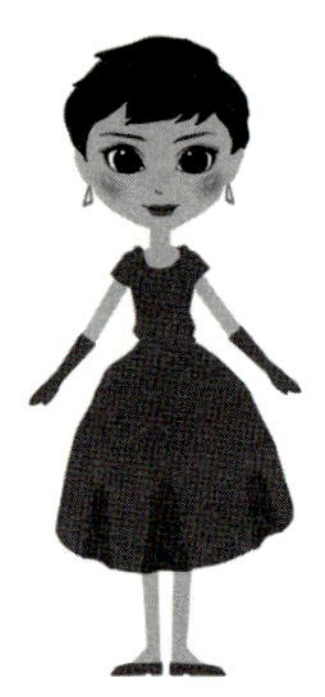

09

요요현상이 걱정 없는
오드리다이어트

기존의 다이어트에서 당연하게 여겨졌던 요요현상이 없다고 하는데
가능할까?
오드리다이어트에는 체지방 증가의 요요현상은 없다.

요요현상이 걱정 없는
오드리다이어트

"저는 많이 먹지 않는데 물 만 마셔도 살이 찝니다."

"처녀 적에는 날씬했는데, 임신하고 애들 낳고 나서부터 이렇게 돼 버렸어요."

"아침에 자고 나면 붓고, 그 붓기가 빠지지 않은 채 그대로 남아 살이 되는 것 같아요."

"저는 살이 쪄서 그런지 늘 대변이 시원하지 않고, 변비약을 먹으면 조금 낫는 듯하다가도 다시 대변이 시원치 않아서 늘 갑갑하다는 느낌을 받습니다.”

“살찌지 않으려면 먹지 말아야 한다고 생각하면서도 음식 냄새만 맡으면 식욕이 마구 당겨서 미치겠어요.”

“살을 빼야 해서 먹는 것을 억지로 참는데 너무 힘들어요. 나중에는 그것이 스트레스가 되어 한꺼번에 많이 먹어버리고, 그래서 더 살이 찌는 것 같아요. 그러고 나면 또 후회하게 됩니다.”

“살이 쪄서 그런지, 늘 지쳐 있고 움직이기도 힘들어 아무 일도 못 하고 있습니다.”

“우리 집 아이는 살이 피둥피둥해서 그런지 늘 게으르고, 집중도 잘 되지 않는 듯 산만하답니다.”

“저는 먹고 누우면 곧바로 잠이 오고, 자고 나면 부어서 살이 됩니다.”

“저는 머리를 어딘가에 기대기만 하면 바로 잠에 빠져드니 일이 제대로 되지 않습니다.”

주로 살이 찐 분들이 하는 말씀이다. 살이 찌는 이유는 참으로 다양하다. 붓기가 그대로 살이 되면서 체중이 증가하기도 하고, 혈액순환이 제대로 안 되면서 살이 찌기도 한다. 이렇게 찐 살을 빼기 위해서는 별의별 방법들이 다 동원되고 있다. 식욕을 참을 수 없어 지나치게 섭취하는 원푸드다이어트도 있고, 식사 횟수와 음식물 양을 줄이면서 들어오는 칼로리를 줄이는 단식 다이어트도 있다. 또 몸의 수분을 줄이기 위해 물을 마시지 않는 단수다이어트도 있다.

하지만 이러한 다이어트들은 하나같이 몸의 자연스러운 기전을 흩트려 놓을 수가 있다. 무언가를 억제하고 줄여야 하는 다이어트는 기본적으로 기초대사량의 저하를 불러옴으로써 다시 정상적인 생활로 복귀할 때에는 극심한 요요현상을 보이게 된다.

요요현상을 예방하려면 기본적으로 기초대사율을 떨어뜨리지 않으면서 체지방의 분해를 이끌어내야 한다. 아니 오히려 기초대사량을 높이는 방향으로 다이어트가 진행돼야 나중에 요요현상이 일어나지 않는다. 기초대사량이 떨어지지 않거나 오른다면 몸과 마음은 활력을 느끼며 생활에 의욕이 샘솟게 될 것이다.

억지로 배고픔을 참고, 먹고 싶은 유혹을 뿌리쳐야 한다고 칼로리 낮은 음식만으로 주린 배를 불린다거나, 하기 싫은 운동을 몇 시간이고 허기지게 탈진이 될 정도로 하는 것 등은 오히려 살을 빼야 한다는 강박관념을 주어 2차적인 문제를 일으키게 된다. 더불어 극심한 요요현상도 불러오게 된다.

그러나 오드리다이어트는 몸과 마음의 깨어진 불균형 상태를

균형으로 조절하여 요요현상이 없다. 여러 가지 기존 다이어트
로 해봤는데 제대로 효과적이지 못했다면 오드리다이어트를 통
해 건강하고 활기찬 다이어트의 도움을 받을 수 있을 것이다.

하하,
하소연 좀 합니다

다이어트를 하겠다며 여성분이 내원했다. 접수하시면서 친구가 소개해서 왔다고 했다. 소개해 준 친구분의 성함을 여쭤보니 "친구가 부끄럽다고 이름을 말하지 말라고 해서예." 하신다. 진료 접수를 해보니 이전에 어머니도 다이어트차 다녀가셨음을 확인할 수 있었다. 몇 가지 검사를 하는 동안에 어머니가 오셨다.

자제분만 진료실에 들어오면서 "어머니께는 체중에 대해서 알려 드리고 싶지 않아서 혼자 들어왔습니다."라고 하신다.

자제분께 차근차근 이전에 하셨던 다이어트와 어떻게 다른지 설명 드리기 전에 "혹시 오드리다이어트에 대해서 친구분이 어떻게 설명해 주시던가예?"라고 여쭤보니, "소개해준 친구보다 어머니가 더 적극적으로 추천해 주셔서 왔습니다."라고 하신다.

"아! 예…"

이전의 다이어트로 극심한 요요현상을 겪고 있는 중이어서 체수분 다이어트의 문제점에 대해서 설명을 추가로 해드렸다. 더불어 중간에 새로운 변수가 될 수 있는 보조식품류 섭취 등을 하지 않으면 차근차근 도와드리겠다고 말씀드렸다.

자제분의 진료를 봐 드리는 중에 밖에 계시던 어머니께서 오드리다이어트가 잠시 중지된 이후의 변화가 궁금하셨던지 체성분 검사를 원했다. 어머니를 측정한 체성분 결과지가 진료실로 들어왔다. 자제분의 진료를 다 마치고 어머니를 잠시 뵙기로 하였다. 자제분과 함께 진료 중에 어머니 차트를 보는데, 아주 놀라울 정도로 잘 관리를 하셨다.

"어머니께서 그동안 정말 관리를 잘하셨네예."라고 가볍게 어머니 칭찬을 자제분께 해드리고 어머니를 직접 뵙고 진료를 봐드렸다.

어머니 : 3년 전에 소개로 내원 후 3차례의 오드리환 약물을 복용하심. 그 이후에는 내원하지 않음.

첫 내원 시 : 체중 : 70.1 체지방 : 25.3

못 뵌 지 만 2년 몇 개월 만에 자제분 다이어트 차 내원하셨다가 체크해 봄.

어머니를 뵙고, "어머니, 잘 지내셨습니까? 못 뵌 사이에 어떻게 지내셨습니까?"라고 말씀드리니 어머니께서 말씀하시기를, "원장님. 그때 약물 3번 복용하고 주변에서 볼 때 아주 놀랄 정도로 살이 빠져서 거의 60kg까지 감량돼 더 이상 오드리환은 안 먹어도 되겠다 싶어서 약물을 중지했네예. 그동안 친구들과 술도 많이 먹고 아주 편하게 지내서 그런지 모르겠는데, 지금처럼 요요가 왔네예."

"하하, 어머니. 지금 이 현상을 요요라고 하시면 안 됩니다. 오드리다이어트를 하루에 3번 잘 챙겨 드실 때는 아래쪽 방향으로, 2번은 조금 완만하게 아래쪽으로, 하루에 1번은 유지관리하시도록 제가 말씀드렸지요. 더구나 그 사이에 2년 넘게 오드리환을 복용 안 하시고, 더구나 약주도 많이 하신 상황에서 지금의 상황은 엄청나게 결과가 좋으신 겁니다. 비유를 들자면, 학습할 때 성적이 50등에서 20등으로 올랐다가, 그 이후에 공부도 안 하고 땡자땡자 놀면서 성적이 30등으로 떨어졌다고 요요라고 하시면 안 됩니다…그치예^^…"

"더구나, 오드리다이어트는 건강하게 체지방 위주의 다이어트이기에 혹여 오드리환이 중지된 이후 체중의 증가는 체수분의 증가로 생길 수 있지만, 건강하게 빼신 체지방은 잘 따라 올라가지 않기 때문에 거의 체지방의 요요현상은 없습니다."라고 말씀드렸다. 어머니께서는 고개를 끄덕끄덕하시면서, "지금도 무지 좋은 거네예."라고 말씀하시면서 싱긋이 웃으셨다.

생각해 본다. '아주 어렵고 힘겹게 연구를 한 오드리다이어트로 건강하게 식이조절 없이, 운동조절 없이 체지방 위주로 다이어트를 해 드리는 것은 어렵지 않은데, 잘못 알려진 상식들을 이해시켜 드리기는 아주 어렵구나.'라고 한 번 귀엽게^^ 하소연 해 본다.

| 오드리다이어트 소견 |

첫째, 체수분이 아닌 체지방 위주의 건강한 오드리다이어트를 하셨기에 다이어트를 하는 동안에는 이전보다 더 건강하셨다.

둘째, 비록 지속적으로 오드리다이어트를 하지 못하고 중간에 중지가 되었지만, 그 이후에 마음껏 생활했음에도 불구하고 요요현상 없이 더 건강해질 수 있었다. 이는 구체적인 일상생활을 여쭤보지는 못했지만, 그 사이에 큰 가변적인 변수는 개입되지 않았던 것으로 판단된다.

셋째, 오드리다이어트는 건강하게 체지방 감소 위주의 다이어트이기에 비록 오드리다이어트가 중지된 이후에도 평소의 생활 패턴이 급격하게 바뀌지 않는다면 오드리다이어트 이후에도 건강하게 빠진 체지방은 기존 다이어트와 달리 급격하게 증가하지 않는다.

넷째, 오드리다이어트가 중지된 이후에 늘어나는 체중의 증가는 체수분의 증가와 더불어 일어날 수 있다. 하지만 오드리다이어트를 통해서 건강하게 빠진 체지방은 기존 다이어트와 달리 급격하게 상승하지 않는다. 건강한 오드리다이어트로 활기찬 몸과 마음을 유지하자.

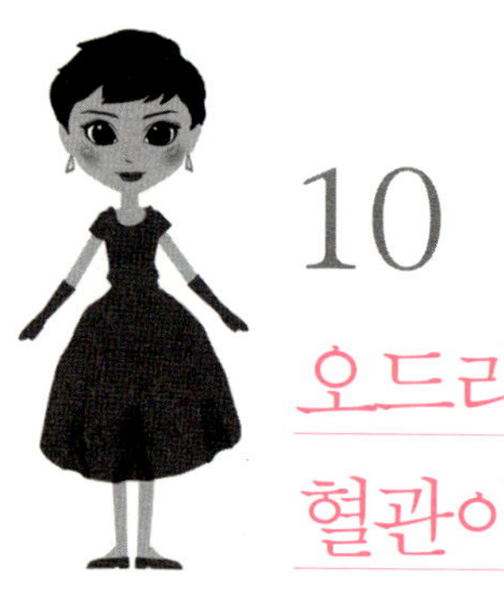

10

오드리다이어트로
혈관이 맑아진다!

다이어트의 목적은 '건강함'이다.
다이어트의 목표는 '체지방 감소'이다.
다이어트의 방법은 식이요법 없는, 운동요법 없는, 요요현상 없는
'오드리다이어트'이다.

혈관 건강지수도 좋아지고
혈관 건강타입도 좋아진다

다이어트에 대한 연구를 참으로 많이 했다. 목적이 잘못되면 안 되기에… 목표가 잘못되면 안 되기에… 방법이 잘못되면 안 되기에… 그러한 숱한 연구 속에 '오드리다이어트'는 탄생했다.

오드리다이어트를 하고, 체지방의 감소와 더불어 체중의 감소라는 기본적인 전제뿐만 아니라 "너무도 편하게 다이어트를

한다."라는 오히려 걱정 섞인 말씀을 듣게 되기도 한다.

필자는 한의사인지라 몸과 마음, 영혼이 좋아짐에 대해서 환자분들의 말씀에만 의존할 수 없기에 다양한 측정기의 데이터와 다양한 진단을 통해 확인을 한다.

다이어트가 '건강해지기 위함'이라면, 다이어트를 진행하기 전, 하는 중, 하고 난 이후 몸의 건강도도 같이 측정되어야 할 듯하다.

오드리다이어트는 체중의 감소만을 목표로 하지 않기에 당연히 좋은 다이어트가 될 수 있으리라는 자신은 있었다. 오드리다이어트는 체지방의 강제적인 감소가 아니었기에 당연히 좋은 다이어트가 될 수 있으리라는 자신은 있었다. 오드리다이어트는 기존 다이어트가 하지 못하는 건강한 체지방 감소라는 대명제를 충족시키지만 또 다른 생체 신호와는 어떠한 연관성을 지닐지에 대해서도 궁금했다. 그래서 오드리다이어트는 체지방과 체중의 건강한 감소뿐만 아니라 인간 생명체가 보여주는 또 다른 생체 정보를 읽어내려고 노력한다.

첫째, 오드리다이어트는 다이어트 전, 중, 후의 혈관 건강지수를 측정한다.

둘째, 오드리다이어트는 다이어트 전, 중, 후의 혈관 건강타입을 측정한다.

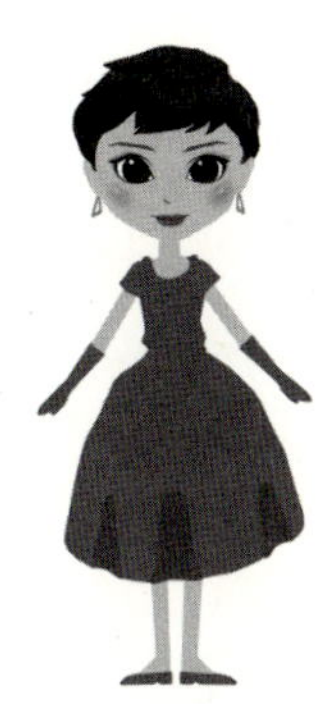

11

오드리다이어트로 세포가 젊어진다!

건강해지기 위해서 다이어트를 하는 게 아닌가요?
체지방을 감소시키기 위해서 다이어트를 하는 게 아닌가요?
괴롭지 않고, 힘겹지 않으며, 두렵지 않은 다이어트를 원하지 않는가요?

위상각으로 세포 건강도를 알다

생명체인 인간의 생리와 병리에 대한 연구를 참으로 많이 하였다. 오드리다이어트의 목적이 잘못되면 안 되기에… 오드리다이어트의 목표가 잘못되면 안 되기에… 오드리다이어트의 방법이 잘못되면 안 되기에… "원장님, 어디어디가 좋아졌어요."라고 하면 "오드리다이어트가 드리는 선물입니다."라고 하면서 빙긋이 웃기도 한다.

많은 부분이 좋아진다. 더구나 최근에 도입된 위상각 측정기에 따르면 역시 오드리다이어트를 오랫동안 하신 분들이 다른 분들에 비해서 위상각의 수치가 상대적으로 월등히 높아 좋다. 또한 오드리다이어트를 함에 따라서 위상각의 수치가 점차적으로 높아짐을 확인할 수 있다.

'위상각'은 '세포의 나이'를 어느 정도 예측할 수 있어, 항노화의 주요 핵심 지표로 삼을 수 있다. 차후에는 생명력과도 연관지을 수 있을 것이다. 이러한 지표가 '오드리환'을 통해서 좋아짐을 지속적으로 확인하고 있다. '오드리환'이 몸과 마음, 영혼을 좋게 하는 또 다른 증거가 될 듯하다.

'위상각'은 '세포의 건강도'를 알 수 있는 하나의 지표라고 한다. 세포의 건강도를 파악할 수 있는 위상각이 노화도를 예측할 수 있는 의미 있는 수치라면, 위상각의 긍정적 변화를 유도할 수 있는 오드리다이어트는 항노화적인 효과도 있음을 방증할 수 있으리라 본다.

노화에 대한 객관적인 지표를 찾기 위해 의약 관련 분야에서 많은 연구가 진행되고 있다. 세포 노화의 핵심인 '텔로미어'라든지, 세포 노화의 핵심인 '유전자 변이'라든지, 세포 노화의 핵심인 '활성산소'라든지… 다양한 지표를 통해 항노화적 접근이 이루어지고 있다.

활성산소에 대한 논의는 최근에 의약계 내에서든, 영양학계 내에서든 파이토케미컬인 한약을 활용한 다양한 데이터가 나오고 있으니 이미 어느 정도는 '한약의 항산화작용'에 대한 논의는 이루어졌다고 본다.

물론 조금 더 세부적으로 정확하게 어떠한 기전으로, 어느 정도의 효능을 보이는지에 대한 논의는 앞으로 지속적으로 이루어지리라 본다.

그러면 안티에이징인 항노화와 관련한 '위상각'에 대한 논의를 보자면, 기존의 '위상각 검사 및 진단'은 현재의 상황에 대한 객관적 지표를 찾기 위한 과정이다. 물론 객관적인 지표로서의 의미도 아주 중요하다.

그런데 만약 위상각의 수치가 '어떠한 한약'을 통해 긍정적인 수치로 변할 수 있다면?

오드리다이어트를 통해 위상각의 수치에 긍정적 변화가 일어난다. 위상각 수치 0.1 단위당 나이상으로 보자면 거의 2~5세의 차이를 보인다.

예를 들어, 위상각 4.2는 여성의 경우 70대 중반 나이대에 해당하는 세포막의 건강도를 나타낸다. 또 위상각 4.8은 여성의 경우 60대 중반 나이대에 해당하는 세포막의 건강도를 나타낸 다고 한다. 즉, 위상각 4.2(70대 중반의 세포막 건강도)에서 위상각 4.8(60대 중반의 세포막 건강도)로 0.6 정도의 수치 상승으로 10세 정도의 세포막 건강도가 좋아짐을 나타낸다고 한다.

위상각은 세포막의 건강도를 나타내며, 세포의 건강을 확인 할 수 있는 지표라고 한다. 그래서 세포 나이로 표현될 수 있다 고 한다.

오드리다이어트를 오랫동안 진행한 많은 분들의 위상각 수치 는 최소 유지 내지는 점차적으로 조금씩 높아지는 것으로 밝혀 졌다.

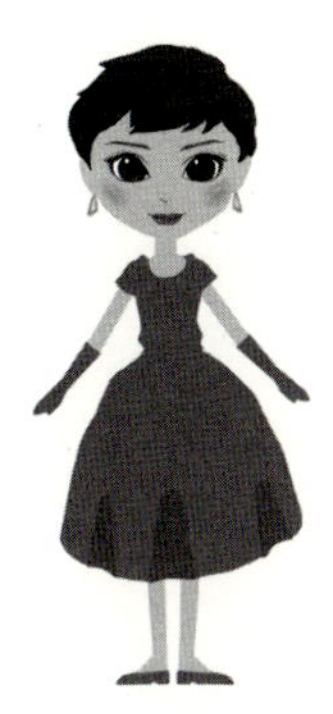

12

오드리다이어트의
환상적인 효과

오드리다이어어트 후에는 크게 3가지 측면을 여쭤본다.
첫째, 몸은 가벼워졌는가?
둘째, 체중은 얼마에서 왔다갔다 하나?
셋째, 맵시는 살아난 듯한가?
긍정의 효과를 나타내는 것이 오드리다이어트다.

오드리다이어트의
건강한 지표들

첫째, 오드리다이어트는 건강한 다이어트다. 체중의 감소가 일어났든, 일어나지 않았든 혹은 체지방의 감소가 일어났든, 일어나지 않았든 오드리다이어트를 하는 중에는 이전에 비해서 몸이 더 가볍고 활기차다는 느낌을 받게 된다. 따라서 오드리다이어트 중에 몸이 얼마나 가벼워졌는지를 확인함으로써 혹시나 중간에 다른 변수가 개입되었는지 여부를 확인할 수 있다. 즉 오드리다이어트 중에는 반드시 몸이 에너제틱해짐을 느껴야 하는데, 만약 그렇지 않다면 부정적인 변수가 개입되었을 가능성이 높다. 이런 부정적 변수는 확인되어 제거되어야 한다.

둘째, 오드리다이어트는 체중을 목표로 하지 않는다.

그럼에도 불구하고 체중의 변화를 여쭤본다. 이는 현실적인 부분과도 맞물려 있다. 일상에서 체성분을 측정하기에는 무리가 있으며, 통상적으로 체중에 대해서는 민감하게 여기기에 체중을 자주 체크해 본다. 그래서 체중의 변화를 체크하여 본다. 다만 체중은 하루 중에도 1~2kg의 차이를 보이기 때문에 흐름만 파악하면 된다고 권해드린다. 그리고 최고치와 최저치의 변화가 어떠한가가 더 중요하다고 말씀드린다. 예를 들어, 며칠 전에 63~65kg으로 체크되었다가 최근에 62~64kg으로 측정되었다면 대개의 심리적 상황은 이러하다. '어!, 어제는 63kg이었는데, 오늘은 64kg네. 더 쪘네. 아이쿠⋯. 몸의 맵시는 살아난 듯한데 체중이 더 늘었구나.'라고들 생각한다.

그러나 이는 잘못된 판단이다. 최저치의 변화가 63kg에서 62kg으로, 최고치의 변화가 65kg에서 64kg으로 변하였기에 전체적인 평균 체중의 감소는 -1kg이 되는 것이다. 즉, 최저치와 최고치를 비교하거나, 최고치와 최저치를 비교하는 것은 잘못된 비교이다. 결론적으로 최저치는 최저치와, 최고치는 최고치와 비교하여 체중의 전체적인 흐름만 파악하면 된다.

셋째, 오드리다이어트는 체지방 감소를 목표로 한다.

체지방 1kg 감소에 따른 맵시는 체수분 다이어트에서 체중 4~5kg 감소의 효과와 동일하다. 즉 체지방은 무게에 비해서 부피가 크기 때문에 체지방 중심으로 분해가 이루어지는 경우에는 체중의 감소폭이 크지 않다. 그러다 보니 체지방의 감소가 이루어지면 체중의 감소폭에 비해서 상대적으로 몸의 맵시나 라인에 대한 느낌이 더 크게 다가온다. 예를 들어, 체지방 12-13kg에서 오드리다이어트를 시작하신 경우 -1kg의 체지방 감소가 이루어지면 '아! 이전에 입던 옷을 다시금 수선하거나 새롭게 옷을 구매해야 하는구나.'라는 생각이 든다. 그러나 동일한 체지방 30kg 정도에서 오드리다이어트를 시작하신 분은 -1kg의 체지방 감소가 이루어지면 동일한 효과지만 상대적으로 느끼는 감정은 '크게 변화가 없이, 이전의 땡살에서 조금 말랑해졌구나.'라고 생각하는 정도이다.

오드리다이어트의 체지방 감소 목표는 다음과 같은 전제 조건하에서 이루어진다.

> '오드리환'의 경우에는 하루에 3번 복용, 30일 기준으로 하여 괴로운 식이요법 없이, 힘겨운 운동요법 없이, 이전의 일상적인 생활패턴에 변화를 주지 않고, 새로운 변수가 개입되지 않는 상황에서, 체지방 300~400g 감소를 목표로 한다.

물론 이 이상의 체지방 감소를 경험하는 경우는 너무도 많다. 물론 이 이하의 체지방 감소를 경험하는 경우도 너무도 많다. 다만, 매번 전체적인 평균 흐름 목표가 300~400g 정도이다.

'괴로운 식이요법 없이' 오드리환을 복용하는 것만으로 300~400g의 체지방 감소가 이루어진다.

'힘겨운 운동요법 없이' 오드리환을 복용하는 것만으로 300~400g의 체지방 감소가 이루어진다.

'이전 생활 패턴에 변화를 주지 않고' 오드리환을 복용하는 것만으로 건강하게 300~400g의 체지방 감소가 이루어진다.

'새로운 변수가 개입되지 않으면서' 오드리환을 복용하는 것만으로 건강하게 300~400g의 체지방 감소가 이루어진다.

만약 이러한 목표에 미치지 못하는 경우에는 대개 '새로운 변수'가 개입되는 경우다. 다른 약물적인 부분이 개입되거나, 건강보조식품을 섭취하거나, 규칙적으로 과일즙이나 야채즙 등을 드시는 경우라고 보면 된다. 예를 들어, 한 분의 경우 오드리다이어트를 하는 중에 매번 아주 안정적으로 체지방의 감소와 더불어 체중의 감소가 이루어지다가 중간에 미적거리거나 다시금 체지방과 체중이 증가하는 상황이 발생하였다.

매우 의아한 경우여서 변수 여부를 체크하여 보니 "기존에 먹지 않았던 우유를 매일 250ml 먹습니다."라고 하셨다. 우유가 나쁘지는 않지만 그 분에게는 붓기를 유발하게 되고 새로운 변수로 작용하게 된 것이다. 통상적으로 1주일에 1~2번 정도 먹는 것은 크게 상관없다. 그러나 1주일에 3번 이상 섭취되는 모든 음식은 약성을 지니게 되니 주의하여야 한다.

오드리다이어트의 체지방 감소 효과

오드리다이어트는 체지방을 감소시킨다. 기존 다이어트는 체수분을 감소시킨다. 기존 다이어트는 체수분의 감소에 따른 체중의 감소가 이루어진다. 오드리다이어어트는 체지방의 감소에 따른 체중의 감소가 이루어진다.

체지방이란 우리 몸속 지방세포 속의 지방을 말한다. 그럼 체지방 1kg의 부피는 얼마나 될까?

근육과 체지방의 크기 비율이 1:1.3 정도 된다. 동일한 무게의 근육과 체지방을 비교하면 근육에 비해서 체지방의 부피가 1.3배 정도 크다는 얘기다. 더구나 다른 조직과의 차이를 비교하면 체지방의 부피는 상대적으로 크다고 할 수 있다. 그래서 '체중 1kg 감소'라고 하면 대부분의 반응은 '에게게!'일 수 있다.

그러나 '체지방 1kg 감소'라고 하면 '우와!'라는 반응이어야 한다. 왜냐하면 체지방 1kg의 부피는 체중 4~5kg의 감량에 따른 부피 감소와 맞먹기 때문이다.

통상적으로 지방 1kg은 9,000kcal의 열량을 내지만 체지방 세포 속의 지방은 기타 불순물들이 들어 있으므로 실제로는 약 7,700kcal의 열량을 갖게 된다. 그래서 체지방 1kg=7,700kcal로 흔히 통용되고 있다. 체지방 1kg을 감량하려면 7,700kcal를 소모해야 한다는 뜻이다.

7,700kcal를 음식물로 섭취할 경우에는 밥 36공기(200kcal 기

준), 우유 55잔(130kcal 기준)에 해당된다. 즉, 밥 36공기를 굶어야 체지방 1kg이 빠진다는 의미이다. 엄청나다.

7,700kcal를 운동으로 소모할 경우에는 다음과 같다.
잡담 113시간 20분
목욕 70시간 50분
계단오르기 49시간 35분
걷기 41시간 05분
하이킹 41시간 05분
사이클 35시간 25분
탁구 34시간
산책 32~34시간
줄넘기 29시간 45분
테니스 24시간 05분
조깅 19시간 50분이다.

예를 들어 7,700kcal의 에너지는 수영 자유형 30시간에 해당하는 칼로리 소모량이다. 단순 수치 비교상으로는 매일 한 시간 수영을 해도 한 달이 걸린다는 의미다.

그런데 여기에는 체지방 분해 기전의 함정이 있다. 산술적으로 1시간을 30회 반복하면 30시간이 되지만, 체지방의 분해 과정상 체지방 분해가 시작되기 위해서는 통상적으로 30분 정도의 고강도가 지속되어야 한다는 전제가 있기에 한 달간 매일

1시간 수영을 해도 체지방 1kg은 분해되지 않는다.

이렇게 운동으로 체지방을 분해하기는 너무도 힘들기 때문에 대부분의 기존 다이어트는 식이요법이 병행될 수밖에 없다. 물 빼는 기존 다이어트를 통해서는 대략 체중 4~5kg 정도를 감량하면 체지방 1kg 정도가 수분을 만들어내기 위해서 감소하게 된다. 이렇듯 체지방 1kg의 부피는 체중 4~5kg의 감량 효과가 있다.

따라서 오드리다이어트로 체지방 2kg 정도만 줄어도 체중 8~10kg 감량의 효과로 어깨 라인, 허리 라인 등의 맵시가 살아나면서 주변에서 "혹시 체중이 10kg 이상 준 거 아냐?"라는 말씀을 듣게 된다.

오늘부터 기초대사량을 높이면서 체지방 위주로 분해하는 오드리다이어트의 묘미에 빠져보자.

참으로 놀라운 오드리다이어트

결코 풀릴 것 같지 않았던 비만의 메커니즘이 하나씩 풀려 나갈 때의 기쁨은 이루 말할 수 없을 정도로 컸다. 지난하게 어렵고 실망스러운 나날들을 뒤로 하고 그 하루하루의 힘듦이 지금은 아름다운 추억과 함께 아주 효과적인 약물처방의 개발로 연결되는 기쁨을 누리고 있지만, 개발 과정은 참으로 힘들었다.

3가지 전제 조건을 만족시키기 위해서 숱한 가설과 검증의 과정을 거쳐야만 했다. 스스로에게 실망하고 포기하고 싶던 시절이었다. 그러나 알고 싶었다. 그리고 살찌는 고통에서 벗어나고자 하는 환자분들을 도와 드리고 싶었다.

그렇게 완성된 오드리다이어트! 동일한 약물에 다른 반응을 보이는 환자분들을 일일이 다 체크하고, 조금 더 나은 효과를 드리기 위해서 무던히도 애썼던 지난날.

동일한 약물로 모든 사람들에게 동일한 효과를 낼 수 없음을 실감하면서도 환자군의 유형을 분류화하고, 이에 따른 약물의 복용 시에는 엄청난 효과가 나타난다는 것을 수많은 환자분들을 통해서 확인할 수 있었다. 그리하여 오드리다이어트는 다음 3가지 조건을 만족시키게 된다.

첫째, 자연스러운 식이조절이다. 억지로 하지 않아도 된다.

둘째, 자연스러운 체지방 감소다. 몸에 불필요한 체지방이 자연스럽게 감소한다.

셋째, 자연스러운 체중 유지다. 체수분이 아닌 체지방의 감소로 이루어낸 체중 감소로 요요현상이 거의 없다.

위의 3가지 조건을 만족시키는 오드리다이어트는 그래서 참으로 놀라운 다이어트가 된다.

90% 이상 살이 빠진다

"거의 모든 분들의 살이 빠진다." 참으로 환상적인 말이다. 거의 빠짐없이 90% 이상의 분들이 체지방 감소와 날렵한 볼륨을 가지게 된다. 그것도 땀, 소변, 대변 등을 통한 물뺌 없이. 그것도 소식, 절식, 단식 등의 인위적인 식이조절 없이. 그것도 몸이 가벼워지면서. 그것도 거의 요요가 없이.

참으로 놀라운 성과이다. 90% 이상이다. 불가능하리라 보았던 수치였다. 그러나 연구에 연구를 거듭할수록 수치는 높아져 갔다. 완성된 약물이 70%분들에게만 효과를 보일 때는 나머지 30%분들에게 효과를 발휘하지 못함을 많이 아쉬워했다. 70%라는 수치는 치료율에서 엄청난 수치이지만, 이 수치에 만족하고 갈 것인가, 아니면 불가능하게 보이는 수치 90% 이상에 다시금

도전할 것인가를 고민할 수밖에 없었다. 필자를 신뢰하는 모든 환자분들에게 기쁨을 드리고 싶었다. 다시금 어려운 연구의 시간들로 진입했다. 90% 이상의 효과가 발현되는 시스템을 찾았다.

이제는 거의 모든 분들에게 90% 이상의 효과를 보여 드릴 수 있어 너무 기쁘다. 날렵해진 몸매의 볼륨에 스스로 자랑스러워 하는 모든 분들의 모습이 눈에 어린다. 이때 두 가지는 주의하여야 한다.

첫째, 음식의 종류에 상관없이 1주일에 3번 이상 동일 음식을 드시면 약성으로 작용한다는 사실이다. 따라서 음식의 약성이 작용하지 않도록 1주일에 동일 음식은 2번 이하로 제한한다. 1주일에 1~2회는 어떤 건강보조식품이나 음식물을 섭취해도 된다. 다만 1주일에 3회 이상 넘을 경우에는 음식물이라 하더라도 약성을 지니게 된다. 통상적으로 우리의 식사나 간식에 오르는 음식의 80% 이상은 한약으로 사용된다. 물론 한약재와 동일하지는 않다.

그러나 그렇다 하더라도 과일이나 야채, 채소뿐만 아니라 곡류, 육류, 생선 등의 모든 음식은 한약으로 사용되며, 1주일에

3번 이상 섭취하게 되면 약성을 지니게 된다. 즉, 원치 않는 영향으로 다른 방향으로 몸을 내몰 수도 있기에 불규칙적으로 섭취하는 것이 오히려 건강에 도움이 된다.

물론 정확한 진단에 따른 음식물의 섭취라면 지속적으로 섭취하는 것이 좋다. 단, 몸이 그 음식을 필요로 하는 일정기간만. 그런데 섬세한 접근이 아닌 상태에서 일정하게 섭취한다면 반복적으로 섭취하지 않는 것이 좋다.

둘째, 밀가루 및 술 등 당질류를 드시는 경우에는 체지방 감량의 속도가 늦어짐을 인정하면 된다. 오드리다이어트에서 가려야 할 음식은 없다. 단지, 당질류의 음식을 드실 때와 드시지 않을 때 체지방 감소에 차이가 있음을 인정하면 된다.

당질류에는 단당류와 이당류, 다당류, 당알코올, 인공감미료가 있다. 단당류에는 포도당과 과당, 이당류에는 설탕과 엿당, 다당류에는 전분이나 셀룰로오스 등이 있다.

이러한 당질류의 음식을 많이 드시는 분과 많이 드시지 않는 분의 경우 오드리다이어트의 결과가 다를 수 있음을 수긍하면 된다.

매일 밀가루 음식과 술 등을 드시면서 "원장님, 안 빠져요."라고 하면 어찌할 수 없다. 당연히 매일 당질류의 음식을 드시기에 "원장님, 저는 더 찌지만 않아도 좋아요."라고 하는 게 지당할 것이다.

식이조절 없이, 운동조절 없이 건강한 오드리다이어트

식이조절 없이 다이어트가 가능하냐고 의아해하면서 여쭤보신다.

운동조절 없이 다이어트가 가능하냐고 이해할 수 없다는 듯 여쭤보신다.

가능하다. 오드리다이어트는 가능하다. 오드리다이어트의 목적은 '건강한 몸과 마음'이었기에 식이조절 없이, 운동조절 없이 가능한 다이어트를 목표로 연구하였다. 실제로 그러하냐고 여쭤보신다면 이루 말할 수 없을 정도로 많은 분들이 경험하고 계시다고 말씀드리겠다.

식이조절은 다이어트의 목표가 아니다.

운동조절은 다이어트의 목표가 아니다.

좋은 음식, 좋은 식습관은 다이어트가 아닌 우리의 건강을 위해서도 당연히 실천해야 한다.

좋은 운동, 좋은 생활습관은 다이어트가 아닌 우리의 건강을 위해서도 당연히 실천해야 한다.

그러나 다이어트를 위한 오드리다이어트에는 식이조절이 필요 없다. 다이어트를 위한 오드리다이어트에는 운동조절이 필요 없다. **오드리다이어트는 균형을 저축한다.**

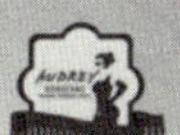

체지방을 빼는
오드리 다이어트
YES

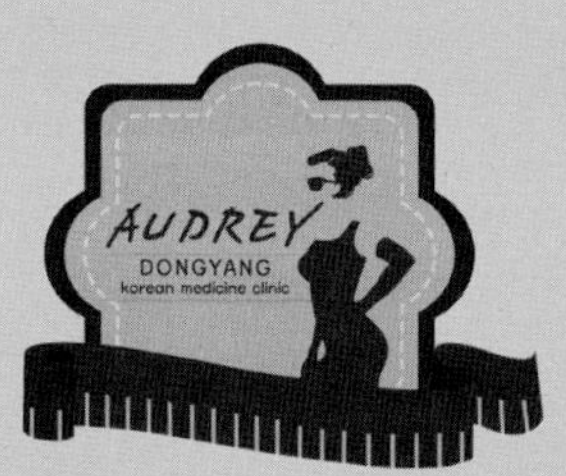

괴로운 식이요법이 필요 없고
힘겨운 운동요법이 필요 없고
두려운 요요현상이 걱정 없는
오드리다이어트

Part 3

오드리다이어트
스토리

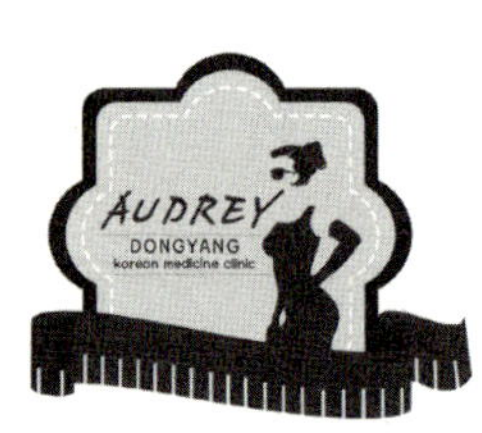

01

기쁨을 드리는
'오드리'의 캐릭터

오드리다이어트는 괴로운 식이요법 없이, 힘겨운 운동요법 없이, 두려운 요요현상 없이 즐겁고 건강한 다이어트를 드릴 수 있어 기쁘다.

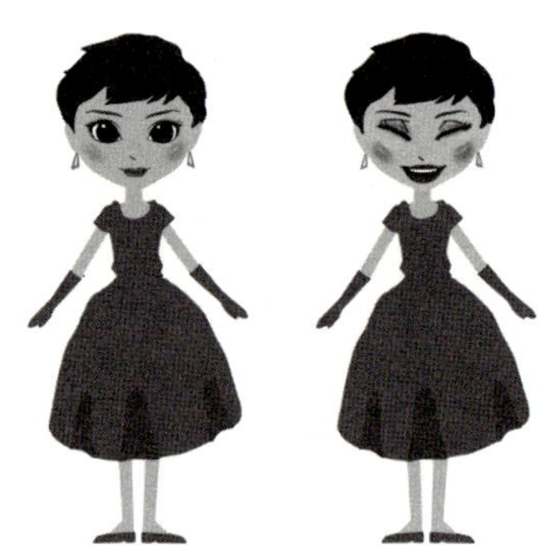

**오드리는
기쁨이다**

'모두에게 모두 드림'의 '오드리'는 '기쁨'이다. "여러분은 어떨 때 기쁘나요?" "누군가에게 무언가를 드릴 때 기쁘신가요? 받으실 때 기쁘신가요?"

오드리다이어트는 여러분들에게 '괴로운 식이요법 없이' 즐거운 다이어트를 드릴 수 있어 기쁘다.

'힘겨운 운동요법 없이' 즐거운 다이어트를 드릴 수 있어 기쁘다. 함께 즐기면 된다.

"이것 먹지 마세요."라는 말이 오드리다이어트에는 없다. "저것 먹지 마세요."라는 말이 오드리다이어트에는 필요치 않다. "이것 하지 마세요."라는 말이 오드리다이어트에는 없다. "저것 하지 마세요."라는 말이 오드리다이어트에는 필요치 않다. 마음껏 즐기면 된다.

그러면 오드리다이어트의 '모두 드림'의 '오드리'가 알아서 할 것이다. 다만, 변수만 개입시키지 않으면 된다. 혹여 주변에서 다이어트에 도움이 된다고 알려져 있는 식이나 방법들을 개입시키지 않으면 된다.

드시는 물은 어떠한 한약재(현미, 보리, 둥굴레, 녹차, 결명자 등-적고 보니 다 한약재다. 우리가 먹는 일상 음식이 모두 고전 의서에 적힌 한약재이다. 한약이라고 해서 특별히 인위적으로 합성된 약물이 아니다.)를 사용하지 말고 생수 위주로 하면 된다.

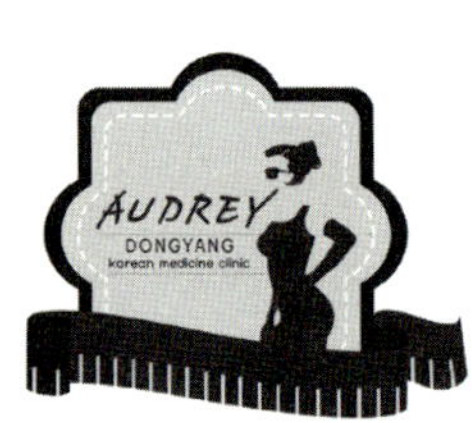

02

새로움을 드리는 '오드리'의 의미

'오드리'의 의미는 크게 2가지이다.

첫째, '오드리'라는 말은 '올' + '드리'의 합성어다. '올'은 '모두', '드리'는 '드리다'로 '모두 드린다.'는 의미이다.

둘째, '오드리 헵번(Audrey Hepburn)'과 같은 아름다움과 선한 마음을 닮고자 함이다.

모두에게 건강함을 드리는 오드리다이어트

"원장님, 먹을 것 다 먹고, 안 움직이고도 살이 빠지나요?"라고 물어보는 많은 분들에게 식이요법 없이, 운동요법 없이, 괴로움 없이, 힘겨움 없이 다이어트를 하면서 체지방 위주의 라인이 형성되는 즐거운 다이어트가 바로 오드리다이어트라고 말씀드린다.

그동안에 많은 분들이 경험하였다. 더구나, 건강하게 식이조절 없이 체지방 위주로 다이어트를 진행하다 보니 오드리다이어트를 하면 이곳저곳 불편했던 부분이 좋아졌다고 하는 사람들이 너무 많다.

게다가 "원장님, 피부가 고와졌습니다." "원장님, 화장이 잘 먹습니다." "원장님, 피부가 맑아졌어요."라고 하거나, "몸이 이전에 비해서 너무 가볍습니다."라고 하는 분들도 많다.

그러면 필자는 "식이요법 없이, 운동요법 없이 건강하게 체지방 위주로 다이어트를 할 수 있도록 연구를 하다 보니 오히려 더 건강해짐을 그러한 부분에서 다시금 느끼게 됩니다. 그렇게 다른 부분이 좋아짐은 오드리다이어트가 드리는 선물이라고 생각하십시오."라고 말씀드린다.

그렇게 오드리다이어트는 '건강함'을 모두에게 드린다. 그래서 '오드리'라고 한다.

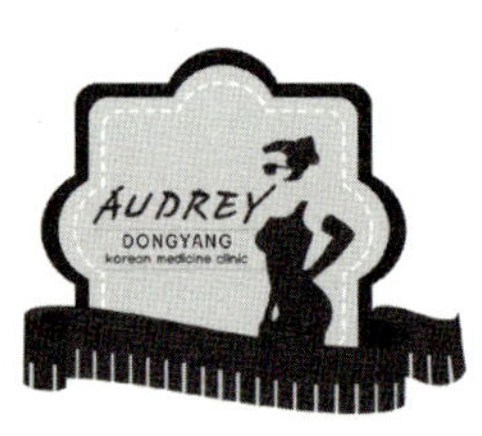

03

신기함을 드리는
'오드리'의 체지방

오드리다이어트에서는 '체지방'에 대한 긍정적 시각과 부정적 시각을 동시에 가져야 한다.
체지방은 우리 몸을 구성하는 한 요소로서 반드시 필요한 조직이다. 다만, 체지방이 과도하게 늘어나 있는 경우에는 '괴로운 식이요법 없이, 힘겨운 운동요법 없이, 두려운 요요현상 없이' 오드리다이어트로 건강하게 스스로 조절될 수 있도록 해주면 된다.

체지방의 의미

다이어트의 적으로 규정된 듯한 부정적 느낌을 주는 체지방은 우리 몸에서 과연 나쁘게만 작용하는 것일까? 그렇지 않다. 오히려 생명을 유지하기 위해서는 필요할 뿐만 아니라 후손을 위한 생식의 과정에서도 어느 정도의 지방은 반드시 필요하다.

여기에도 남자와 여자 간의 차이가 있다. 일반적으로 남자는 지방조직보다 근육조직이 발달하여 체지방량이 체중의 14~17%

이면 정상이다. 여자는 근육조직보다 지방조직이 발달하여 체지방량이 체중의 19~22% 정도가 정상이다. 체지방은 영양분을 많이 섭취하면 몸에 필요한 만큼 사용한 후에 남겨진 영양분이 지방 형태로 축적되면서 쌓이게 된 것이다. 불필요하게 과도해진 체지방은 부정적 영향을 미치게 된다.

통상적으로 비만이라 함은 체지방량이 정상범위를 벗어난 상태를 말하는데 남자는 체중의 25% 이상, 여성은 30% 이상인 경우가 해당한다.

체지방 1kg의 의미

체지방 1kg의 의미에 대해서 생각해 본 적이 있는가? 사실 체중 1kg에 대해서는 생각해 봤겠지만 체지방에 대해서는 따로 생각해 보기는 어려울 듯하다. 다이어트뿐만 아니라 인간의 생리와 병리와 맞물린 체지방에 대한 연구는 당연히 진행될 수밖에 없었다. 그리하여 체지방 1kg을 주제로 숱하게 고민하고 연구해 보았다.

우리 몸의 체지방은 우리 몸의 잉여 에너지를 저장하기 위한 가장 효율적인 조직이다. 겨울잠을 자는 생물체는 겨울잠을 자기

전에 다량의 체지방을 형성하기 위해서 노력하고, 겨울잠을 자는 동안에 최소한의 에너지 활용과 더불어 체지방에 저장된 에너지를 활용하여 생명을 유지한다는 사실은 잘 알려져 있다. 즉, 체지방은 이러한 일련의 에너지 흐름과 연관이 있는 조직이다.

따라서 체지방을 적절하게 유지하는 노력은 논리적이고 합리적이며 과학적인 방법으로 진행되어야 한다.

오드리다이어트의 오드리환은 체지방의 에너지 흐름에 대한 이해를 바탕으로 연구된 약물이다. 건강함을 위한 합목적적인 오드리환의 체계적인 효과를 느끼게 될 것이다.

체지방을 눈으로 직접 확인하세요

아래 그림은 1kg짜리 체지방의 부피이다. 굉장하다. 1kg의 부피가 이 정도이다. 체지방1kg=7,700kcal이다. 밥 36공기(200kcal 기준), 우유 55잔(130kcal 기준)에 해당된다.

체지방 1kg을 소모하기 위해서는, 빨리걷기 24시간, 등산 19시간, 수영 16시

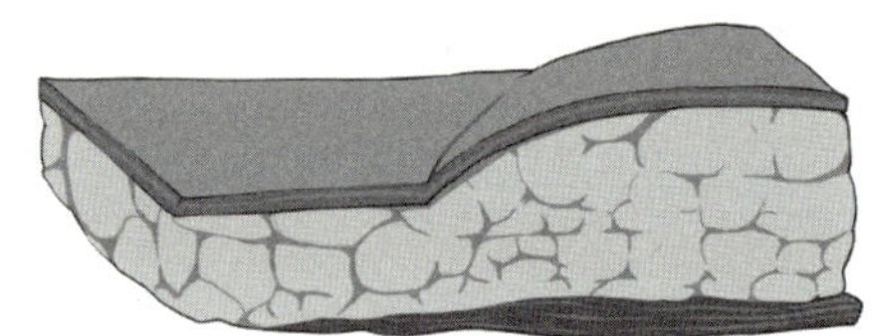

간을 해야 소모되는 양이다.

엄청나다. 그리고 체지방 1kg을 빼기 위해서는 물 빼는 대부분의 기존 다이어트를 통해서는 체중 4~5kg 정도를 감량해야 한다. 그래서 거의 체지방을 위주로 줄이는 오드리다이어트를 통해서 체지방 2kg 정도만 줄여도 어깨 라인, 허리 라인이 살아나면서 "혹시 체중이 8~10kg 정도 준 거 아니냐?"고 말씀들을 하신다.

**체지방 1kg 감소 라인 =
체중감소 4~5kg 감소 라인**

체중=근육+뼈+체수분+체지방의 단순화 수식에서 여러분은 얼마의 체중이 빠지면 만족할까? 혹시 한 시간을 단위로, 하루를 단위로, 일주일을 단위로 체중을 체크해 본 적이 있는가?

하루에도 체중은 적게는 1kg, 많게는 2~3kg의 편차를 보인다. (물론 필자는 아침과 저녁의 체중 편차가 4~5kg 정도 생기는 분을 보기도 했다.) 체중이 오르면 기분이 나쁘고, 체중이 내리면 기분이 좋았던 적은 없었는가?

그러나 이 정도의 체중 변화는 누구에게나 있을 수 있는 편차이므로 일희일비하지 않는 게 좋다. 상식적으로 생각해 봐도 이 부분은 너무도 잘 이해가 될 수 있다. 식사 전에 체중을 체크하고, 음식물을 섭취하고 난 이후에 바로 체크를 해보면 원래의 체중에 음식물의 무게가 더해짐은 너무도 당연하다. 물론 일정시간이 지나면 소화과정을 거치는 등 여러 가지 우리 몸의 화학적, 생물학적 변화에 의해서 음식물의 무게가 단순하게 더해지지는 않지만.

그래서 체중의 변화는 크게 신경 쓰지 않아도 된다. 더구나 체수분을 손쉽게 조절할 수 있는 다이어트를 통해서는 한 달에 4~5kg의 체중 감소는 어렵지 않을 수도 있다. 예를 들어, 오늘 이 시각부터 내일 이 시각까지 아무런 음식물을 섭취하지 않으면 몇 kg 정도의 체중 변화가 있기 때문이다.

그러나 체지방의 변화는 다르다. 물론 인위적인 체수분 다이어트를 통해서 체수분을 4~5kg 정도 줄이면 우리 몸의 기전상 체지방 1kg 정도가 분해되면서 체지방의 절대량도 줄어든다.

하지만 그렇게 변화된 체지방량은 몸을 망가뜨리고, 어쩔 수 없이 체수분 다이어트가 중지되는 순간 이후부터는 빠르게 체수분이 증가하게 된다. 그에 따라 분해된 체지방은 더 빠르게 축적되는 과정을 거치게 되어 체지방의 절대적인 양은 점차 점차 더 늘어나게 된다. 이것이 소위 말하는 요요현상의 발생 메커니즘 중의 하나다.

동일한 기준으로 보자면 식이요법 없이, 운동요법 없이 즐겁게 하는 오드리다이어트로 체지방 1kg을 빼면 비록 체중의 감소 폭은 4~5kg이 일어나지 않더라도 몸매의 라인은 체중4~5kg의 감소와 동일하게 나타난다. 그래서 주변에서 놀라게 되는 것이다.

물론 그 반대도 성립된다. 만약 체지방 1kg이 늘어나면 체중 4~5kg이 늘어난 것 같은 몸매의 망가짐을 느끼게 되는 것이다.

오드리다이어트를 만나면 체중 4~5kg의 수치에 얽매이지 않고, 체지방 1kg을 즐길 수 있을 것이다.

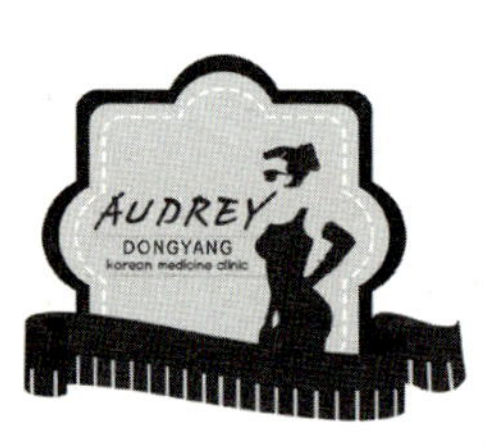

04

궁금함을 드리는 '오드리'의 탄생

비만, 다이어트라는 단어에 크게 관심을 두지 않았던 시절!
한의사로서의 삶을 살면서 어쩔 수 없이 간혹 들어야만 했던 잘못된 정보들!
"원장님, 치료는 하고 싶은데 한약 먹고 살찌지 않게 해 주세요."
'정말로 한약을 먹으면 살이 찐다고 생각하는 이유가 뭘까?'
한의사인 필자로서도 궁금했다.

한약으로 살을 빼는 오드리다이어트

오히려 살을 찌우고 싶어 한약을 엄청나게 복용하였음에도 불구하고 살이 찌지 않아 마음고생 하는 분들도 많다. 과연 한약을 복용하면 살이 찔까?

이에 대해서 체계적인 접근을 하고 싶어 숱한 약물 복용 환자들의 데이터를 다시금 분석해 보았다.

그리하여 내린 결론은 '한약으로 살이 찌거나, 빠지거나, 그대로이거나…셋 중에 하나'라는 거였다.

그런데 그 결론은 어차피 한약으로 뿐만 아니라 아무런 조치를 취하지 않아도 살이 찌거나 빠지거나 그대로이거나와 동일한 수치였다. 즉, 한약을 복용하지 않아도 하루 중 체중이 늘거나, 줄거나, 그대로이거나와 마찬가지라는 의미다. 유의성 있는 차이를 발견하지 못했다.

체지방에 대한 연구는 한약에 대해 조금 더 섬세한 연구로 이어졌다. 그리고 알게 됐다. 통상적으로 생각했던 한약의 살찌움은 잘못된 것임이 명확해졌다. 그렇다면 '한약으로 살을 빼는 약물과 살을 찌우는 약물이 따로 있을까?'에 대해 연구에 연구를 거듭했다.

숱한 과정을 점검하고 추적하고 데이터를 산출하고 검증을 했다. 힘겨운 시간이 흘러갔다. 좌절도 희열도 잠시뿐! 또 다른 물음과 답을 구해야만 했다.

그렇게 탄생한 것이 '오드리다이어트'다. 괴로운 식이조절 없이, 힘겨운 운동조절 없이, 건강하게 체지방 위주의 라인을 만들어주는 오드리다이어트가 태어났다.

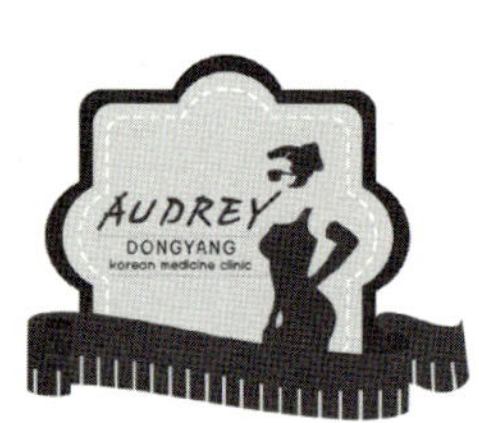

05

놀라움을 드리는 '오드리'의 이야기

'식이요법 없이' '운동요법 없이' '요요현상 없이'라는 3가지 다이어트 전제를 충족시키기 위한 과정은 참으로 오랜 시간이 걸렸다.
체지방이 늘지 않아야 되고, 줄어야 되고, 유지될 수 있어야 한다는 3가지 오드리다이어트 전제를 만족시킬 수 있는 처방 연구는 참으로 험난했다.

식이요법 없고, 운동요법 없고, 요요현상 없다

'식이요법 없이'라는 전제를 만족시키기 위한 과정은 어려웠다. '마음껏 먹되 체지방이 늘지 않는다.'를 충족시킬 수 있는 한약을 찾아야 했기 때문이다. '운동요법 없이'라는 전제를 만족시키기 위한 과정은 어려웠다. '무리하게 움직이지 않아도 체지방이 줄어들어야 한다.'를 충족시킬 수 있는 한약을 찾아야 했기 때문이다.

‘요요현상 없이’라는 전제를 만족시키기 위한 과정은 어려웠다. ‘오드리다이어트 이후에도 부정적 가변 변수가 개입되지 않는 한 건강하게 분해된 체지방은 다시금 늘지 않아야 한다.’를 충족시킬 수 있는 한약을 찾아야 했기 때문이다.

체지방이 늘지 않아야 되고, 줄어야 되고, 유지될 수 있어야 한다는 3가지 전제를 만족시킬 수 있는 처방 연구를 위한 과정은 참으로 험난했다.

주변에서는 “식이요법의 손쉬운 방법을 두고 왜 어려운 길을 가느냐?”고 질책하기도 했다.

주변에서는 “운동요법의 손쉬운 방법을 두고 왜 어려운 길을 가느냐?”고 힐난하기도 했다.

주변에서는 “요요현상은 지극히 당연시되는데 왜 거부하려고 하느냐?”며 의아해하기도 했다.

‘식이요법 없이’라는 전제를 만족시키는 처방을 구상하고 경과를 추적하는 과정은 쉽지 않았다.

‘운동요법 없이’라는 전제를 만족시키는 처방을 구상하고 경과를 추적하는 과정은 쉽지 않았다.

‘요요현상 없이’라는 전제를 만족시키는 처방을 구상하고 경과를 추적하는 과정은 쉽지 않았다. 이러한 3가지 전제의 오드리다이어트 처방은 많은 난관을 만날 수밖에 없었다.

한의사 한 사람이 연구하기에는 원하든 원치 않든 숱한 노력과 시간이 필요할 수밖에 없음을 직감하였다. 왜냐하면 생명체인 인간의 생리와 병리적 기전을 기반으로 하여 체지방 연구 등에 대한 이해도도 높아야 했고, 그러한 생리와 병리의 이해를 바탕으로 수많은 한약 중에서 유효 한약도 찾아내야 했다. 또한 찾아진 유효 한약의 단일처방이 아닌 복합처방을 구상할 수밖에 없는 상황에서 배합의 복잡한 경우의 수를 적절하게 통제하고 가장 효율적인 복합물을 확정하는 일정은 참으로 험로였다.

이는 '다이어트만을 위한 처방 연구만으로는 쉽지 않으리라.' 예상되기도 했다. 더구나 스스로의 주된 관심사인 알레르기, 면역, 안티에이징 분야에 대한 면역시스템 연구와 병행되어져야 했기에 모든 약물 환자들의 과정 과정을 추적할 수밖에 없었다.

블라인드 테스트 형식으로 진행된 결과를 추론하여서 개별적인 반응도를 기록하였고, 동일한 반응도 여부를 계속적으로 체크해 보았다. 비록 특정질환에 동일하게 약물을 처방하고 질환이 낫는 과정 속에서 특정질환을 앓고 있던 분이 호전되는 과정에서 체지방과 체중의 변화는 다양하였다. 그래서 변수적인 상황도 일일이 기록하면서 한약 이외의 다른 변수까지 고려하여

구분하였다.

그렇게 다이어트가 아닌 다른 질환에서의 연구가 다이어트와 관련된 약물 연구로 이어지고, 다이어트 관련 약물 연구가 다른 질환으로 확장되는 과정을 거치면서 조금씩 실마리를 찾아가게 되었다.

어느 정도 갈무리된 처방으로 **'식이요법 없이'** **'운동요법 없이'** **'요요현상 없이'**라는 전제를 충족시키기 위한 과정은 오랜 시간이 소요될 수밖에 없었다. 특히 '식이요법 없이'와 '운동요법 없이'라는 2가지 전제조건은 짧은 시간에 추이를 파악할 수 있었지만, '요요현상 없이'라는 전제조건의 만족 여부를 확인하기 위해서는 자의든 타의든 다이어트 약물이 중지된 이후 최소 6개월 이상의 시간이 흐른 이후에 검증이 되어야 하는 상황이었기에 더더욱 오래 걸릴 수밖에 없었다.

오드리의

세 가지 버전

오드리환 : 오랜 연구로 오드리환이 탄생했다. 오드리환은 '괴로운 식이요법'이 없다. 오드리환은 '힘겨운 운동요법'이 없다. 오드리환은 '두려운 요요현

상'이 없다.

오드리환은 오드리탕을 복용하기 어려운 분들에게 추천된다. 오드리탕에 비해 약물의 흡수는 늦지만 가지고 다니기 간편하고 복용하기 편안하다. 한약의 향미에 대한 부담이 없어 환이나 타블렛 형식의 제형을 삼키는 것에 대한 부담이 없는 경우에 아주 적합하다.

오드리탕 : 오드리환을 복용하기 어려운 분들에게 추천된다. 환이나 타블렛 형식의 제형 약물을 잘 복용하지 못하는 분들이 간혹 있다. 삼키는 것에 대한 부담감이 작용하여 환을 복용하지 못하는 분들은 탕을 복용하면 된다.

오드리선식 : 체지방 감소의 효과를 조금 더 높이기 위한 방법이다. 우리 몸의 소장과 대장에는 유익균과 유해균 등이 있다. 물론 유익균과 유해균의 중간 역할을 하는 균도 있다. 유익균이 15% 정도, 유해균이 15%, 중간균이 70% 정도의 비중을 차지하고 있다. 이 중간균들은 유익균의 힘이 좋으면 유익균의 역할을 하고, 유해균의 힘이 좋으면 유해균의 역할을 한다고 알려져 있다. 따라서 유익균의 힘이 강해질 수 있도록 소장과 대장의 환경

을 조성하면 유익균의 역할로 장의 상태가 빠른 시간 안에 좋아
질 수 있다.

오드리선식은 장의 환경이 좋아질 수 있도록 유익균의 먹이
를 넣어주는 역할을 한다. 오드리선식을 먹고 활성화된 유익균
들은 힘이 좋아지게 되고, 그에 따라서 중간균들이 유익균의 역
할을 하게 됨으로써 장의 환경이 좋아지게 되는 것이다. 이러한
장점을 이용하고자 하는 것이 오드리선식이다.

다이어트의 가장 기본이라고 여겨졌던 들어가는 것에 대한
덧셈을 줄여서 비만을 해결하려는 시도가 여태까지 다이어트의
기본적인 개념이었다면, 또 다른 측면에서 들어가는 것과 나오
는 것의 상대적 차이를 이용하는 뺄셈의 다이어트로서 장해독
등을 통한 배설의 다이어트가 하나의 축을 이루었다.

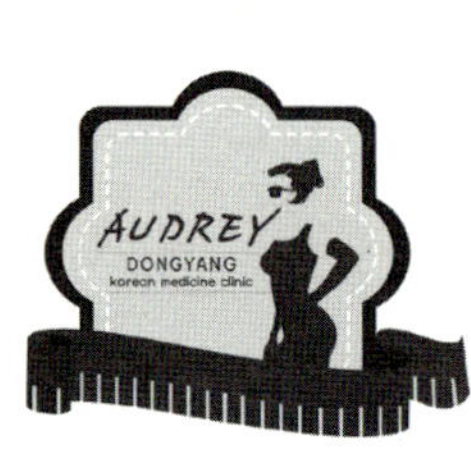

06

신남을 드리는
'오드리'의 프로그램

식이요법 없이, 운동요법 없이, 요요현상 없이 체지방이 감소되는 오드리다이어트!

고정관념의 틀에서 과감히 벗어난 혁명적인 다이어트로 불리는 오드리다이어트의 실천 요령은 결코 어렵지 않다.

기본 프로그램 : 자연스러운 다이어트를 원할 때

오드리환 다이어트 프로그램

- 오드리환은 식이조절의 불편함 없이 건강하고 자연스러운 체지방 감량을 돕습니다.

- 오드리환 복용법 : 하루 3회 식사 15~30분 전에 복용합니다. 식사는 평소에 하던 대로 편하게 드시면 됩니다.

오드리환＋오드리선식 다이어트 프로그램

- 오드리환과 함께 유익균을 활성화시켜 해독하는 오드리선식을 복용함으로써 보다 빠른 속도의 건강한 감량을 돕습니다.

- **오드리 쾌(快) 다이어트 프로그램**

  ① 하루 3회 식사를 드시기 15~30분 전에 오드리환을 복용합니다.

  ② 아침, 점심, 저녁 3끼 식사 대신 오드리선식 9~10g을 우유 200ml에 타서 즉시 복용합니다.

- **오드리 선(鮮) 다이어트 프로그램**

  ① 하루 3회 식사를 드시기 15~30분 전에 오드리환을 복용합니다.

  ② 아침, 점심, 저녁 중 1끼는 식사 대신 오드리선식 9~10g을 우유 200ml에 타서 즉시 복용합니다.

- **오드리 활(活) 다이어트 프로그램**

  ① 하루 3회 식사를 드시기 15~30분 전에 오드리환을 복용합

니다.

② 아침, 점심, 저녁 중 1끼는 식사 후 공복시에 오드리선식
9~10g을 우유 200ml에 타서 즉시 복용합니다.

오드리 쾌(快) 다이어트 복용법

① 오드리환 드시는 법 : 하루 3회 오드리선식 또는 식사 드시
기 15~30분 전에 복용합니다.

*환약이라 넘기는 데 부담이 되면 씹어서 드시면 더욱 효과가 좋습니다.

② 오드리선식 드시는 법 : 식사시간에 식사 대용으로 오드리
선식 9~10g을 우유 200ml에 타서 즉시 복용합니다.

*바로 드시면 쓴맛이 날 수도 있으니 3분 정도 저어서 구수하게 드십시오.
*우유를 못 드시는 분은 요구르트, 주스, 두유 등에 타서 맛있게 드시면 됩니다.

③ 비만 치료 시작일부터 4일까지는 오드리환과 오드리선식
으로 몸속의 불필요한 독소와 남아 있는 에너지원 등을 빠
르게 배출시켜 체질 개선이 기대되는 기간입니다.

* 하루 3식을 오드리환과 오드리선식으로만 합니다.

④ 비만 치료 5일째부터는 오드리 선(鮮) 다이어트나 오드리 활(活) 다이어트 혹은 오드리환만 복용하는 기본 프로그램 중 편하게 할 수 있는 오드리다이어트 프로그램을 선택해서 하면 됩니다.

⑤ 4일간 연이어 하지 못해도 상관없습니다. 하루하루 할 수 있을 때 오드리선식의 섭취를 통해 몸을 해독하면 됩니다.

⑥ 오드리 쾌(快) 다이어트는 중간중간에 수시로 추가하면 해독이 빨라져 더 좋습니다.

* 규칙적인 식습관이 체중 감량 이후 체중 유지에도 중요합니다.

➡ 이상과 같이 진행하는 경우에는 공복감을 거의 느끼지 못하나 간혹 입이 심심하다거나 다소 공복감이 느껴질 경우에는 오이, 토마토, 감 등을 조금 드셔도 됩니다. 단, 과자, 간식류는 피하는 게 좋습니다.

➡ 물만 드셔도 살이 안 빠지는 분은 물을 적게 드셔도 됩니다. 단, 본인 스스로 시험 후 물을 드셔도 살이 잘 빠질 경우엔 물을 드시는 것이 좋습니다.

➡ 갈증엔 미지근한 물을 머금어서 갈증을 해소하면 됩니다.

➡ 입 냄새가 날 땐 은단이나 당분 없는 껌 등으로 입 냄새를

없앱니다.

➡ 간혹 소변이 노랗게 나오기도 하나 그것은 지방이 분해될 때 나오는 케톤체 때문입니다. 그때에는 물을 조금 더 드시면 괜찮습니다.

오드리 선(鮮) 다이어트 복용법

① 오드리환 드시는 법 : 하루 3회 오드리선식 또는 식사 드시기 15~30분 전에 복용합니다.

* 환약이라 넘기는 데 부담이 되면 씹어서 드시면 더욱 효과가 좋습니다.

② 오드리선식 드시는 법

아침, 점심, 저녁 중 1끼 식사를 대신해 오드리선식 9~10g을 우유 200ml에 타서 즉시 복용합니다.

* 바로 드시면 쓴맛이 날 수도 있으니 3분 정도 저어서 구수하게 드십시오.
* 우유를 못 드시는 분은 요구르트, 주스, 두유 등에 타서 맛있게 드시면 됩니다.

➡ 이상과 같이 진행하는 경우에는 공복감을 거의 느끼지 못

하나 간혹 입이 심심하다거나 다소 공복감이 느껴질 경우에는 오이, 토마토, 감 등을 조금 드셔도 됩니다. 단, 과자, 간식류는 피하는 게 좋습니다.

➡ 물만 드셔도 살이 안 빠지는 분은 물을 적게 드셔도 됩니다. 단, 본인 스스로 시험 후 물을 드셔도 살이 잘 빠질 경우엔 물을 드시는 것이 좋습니다.

➡ 갈증엔 미지근한 물을 머금어서 갈증을 해소하면 됩니다.

➡ 입 냄새가 날 땐 은단이나 당분 없는 껌 등으로 입 냄새를 없앱니다.

➡ 간혹 소변이 노랗게 나오기도 하나 그것은 지방이 분해될 때 나오는 케톤체 때문입니다. 그때에는 물을 조금 더 드시면 괜찮습니다.

오드리 활(活) 다이어트 복용법

① 오드리환 드시는 법 : 하루 3회 식사 드시기 15~30분 전에 복용합니다.

* 환약이라 넘기는 데 부담이 되면 씹어서 드시면 더욱 효과가 좋습니다.

② 오드리선식 드시는 법 : 아침, 점심, 저녁 중 1끼를 식사 후 공복시에 오드리선식 9~10g을 우유 200ml에 타서 즉시 복용합니다.

* 바로 드시면 쓴맛이 날 수도 있으니 3분 정도 저어서 구수하게 드십시오.
* 우유를 못 드시는 분은 요구르트, 주스, 두유 등에 타서 맛있게 드시면 됩니다.

➡ 이상과 같이 진행하는 경우에는 공복감을 거의 느끼지 못하나 간혹 입이 심심하다거나 다소 공복감이 느껴질 경우에는 오이, 토마토, 감 등을 조금 드셔도 됩니다. 단, 과자, 간식류는 피하는 게 좋습니다.

➡ 물만 드셔도 살이 안 빠지는 분은 물을 적게 드셔도 됩니다. 단, 본인 스스로 시험 후 물을 드셔도 살이 잘 빠질 경우엔 물을 드시는 것이 좋습니다.

➡ 갈증엔 미지근한 물을 머금어서 갈증을 해소하면 됩니다.

➡ 입 냄새가 날 땐 은단이나 당분 없는 껌 등으로 입 냄새를 없앱니다.

➡ 간혹 소변이 노랗게 나오기도 하나 그것은 지방이 분해될 때 나오는 케톤체 때문입니다. 그때에는 물을 조금 더 드시면 괜찮습니다.

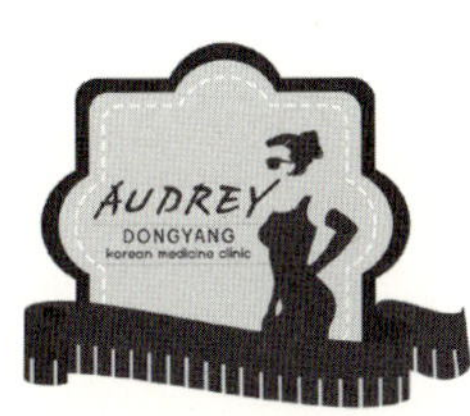

07

건강함을 드리는
'오드리'의 카테고리

식이조절 없이, 운동조절 없이 건강하게 체지방 위주의 다이어트를
할 수 있도록 도와드릴 수 있는 오드리환!
식이요법 없이 가능할까?
운동요법 없이 가능할까?
기존의 다이어트 이론으로는 절대 불가능하다.
그러나 오드리다이어트에서는 가능하다.

12개 카테고리로 구성된
오드리다이어트

섭취되는 칼로리를 줄이지 않고, 소비되는 칼로리를 늘리지 않고서는 다이어트가 불가능하다고 여겨지는 것이 당연하다.

그러나 오드리다이어트에서는 가능하다. 괴로운 식이요법 없이 건강하게 체지방 위주의 다이어트가 가능하다. 힘겨운 운동요법 없이 건강하게 체지방 위주의 다이어트가 가능하다.

오드리다이어트에는 단계별로 구분되는 몇 종류의 오드리환이 있다. 다이어트 환자분들의 몸과 마음의 차이에 의해, 동일한 강도로 진행하기에는 개인적 만족도에 차이가 발생하기에 가장 적합한 패턴으로, 가장 편안하게 진행할 수 있도록 오드리환은 아주 세밀하게 다양한 단계의 약물로 이루어져 있다.

가장 낮은 카테고리의 오드리환은 "커피 한 모금만 입에 살포시 닿아도 두근거리고 힘들다."라고 할 정도로 민감한 분들을 위한 아주 편안한 과정이다. 이를 '**오드리환 가넷**'으로 명칭하였다.

그런 반면 가장 높은 카테고리의 오드리환은 "이 세상에 알려져 있는 숱한 다이어트는 모두 해 보았고, 전혀 효과를 보지 못할 정도로 나는 속된 말로 땡살이다."라고 하는 분들을 위한 과정이다. 이를 '**오드리환 다이아몬드**'로 명칭하였다.

이렇듯 세밀하고 정밀하게 나누어진 오드리환의 단계별 약물로 적절하게 대응하면 체지방 분해 위주의 건강한 다이어트에 많은 도움이 될 것이다.

1. 오드리환 가넷

오드리환 가넷은 다이어트를 원하지만 입에 살포시 스치는 커피 한 모금에도 두근거리는 아주 예민한 사람들을 위한 오드리환이다.

가넷은 '진실, 정조'를 의미한다고 한다. 기존 다이어트의 식이요법과 운동요법이 체수분 감소를 유도하여 체중 감소를 빠르게 함은 알지만 기존 다이어트를 한 번 시도해 보는 것조차 너무 두려울 정도로 예민한 사람들을 위해 가넷의 '진실한 정조'를 모토로 '오드리환 가넷'이라고 명칭하였다.

특히 가넷은 진실한 우정과 충성, 불변, 진리 등을 상징하는 보석으로, 오드리환 가넷은 오드리다이어트를 시작할 때 연대감을 불러일으킬 수 있는 '오드리다이어트의 소속감'이다.

가넷 카테고리에는 1단계에서 10단계까지 있다.

2. 오드리환 진주

오드리환 진주는 카페인류의 녹차나 홍차, 커피 등을 조금만 마셔도 힘들어 기존 다이어트의 식욕억제제 등은 엄두도 못 내는 사람들을 위한 오드리환이다.

진주는 '부귀, 청순'을 의미한다. 기존 다이어트의 식욕억제제가 식사조절을 통한 체수분 감소의 빠른 체중을 유도할 수 있음은 알지만 기존 다이어트의 두려움과 힘겨움을 싫어하는 사람들을 위해 진주의 '청순한 부귀'를 모토로 '오드리환 진주'라고 명칭하였다.

특히 진주는 '건강의 돌'로 알려져 있어 오드리환 진주는 편안하게 체지방 감소를 유도하면서 항노화의 효과까지 줄 수 있는 '오드리다이어트의 건강함'이다.

> 진주 카테고리에는 11단계에서 20단계까지 있다.

3. 오드리환 루비

오드리환 루비는 카페인류의 녹차나 홍차, 커피 등을 잠들기 전에 마시면 힘들어 할 정도로 약간 민감한 사람들을 위한 오드리환이다.

루비는 '사랑, 정열'을 의미한다고 한다. 기존 다이어트의 괴로운 식이요법 없이, 힘겨운 운동요법 없이 자연스럽게 다이어트를 하고 싶은 사람들을 위해 '정열적인 사랑'을 모토로 '오드리환 루비'라고 명칭하였다.

특히 루비는 붉은색의 강렬한 빛으로 환하게 밝혀주는 보석으로, 오드리환 루비는 사랑의 언어를 속삭이는 여인의 입술 같은 '오드리다이어트의 밝음'이다.

루비 카테고리에는 21단계에서 30단계까지 있다.

4. 오드리환 오팔

오드리환 오팔은 다이어트가 굳이 필요하지 않을 정도로 체중을 잘 관리해서 체중의 감소에 대해서는 크게 신경 쓰지 않고 몸맵시 위주의 속살 체지방 감소를 원하는 사람들을 위한 오드리환이다.

오팔은 '희망, 순결'을 의미한다고 한다. 기존 다이어트는 체수분 감소로 체중 조절을 하게 됨으로써 실제적으로 체지방 분해 위주의 속살 다이어트가 불가능하다. 이렇게 체중이 아닌 몸매 라인 위주의 다이어트를 원하는 사람들을 위해 오팔의 '순결한 희망'을 모토로 '오드리환 오팔'이라고 명칭하였다.

특히 오팔은 '귀한 돌'이라는 의미로 '큐피트 비데로스(사랑스러운 아이)'라고 불리듯 오드리환 오팔은 '오드리다이어트의 사랑스러움'이다.

5. 오드리환 자수정

오드리환 자수정은 식이요법의 괴로움 없이, 운동요법의 힘겨움 없이 가장 무난하게 할 수 있는 건강한 체지방 감소 위주의 오드리환이다.

자수정은 '존엄, 평화'를 의미한다고 한다. 기존 다이어트의 식이요법은 너무 괴롭고, 운동요법은 너무 힘들어서 편안하게 다이어트를 하고 싶은 사람들을 위해 자수정의 '존엄한 평화'를 모토로 '오드리환 자수정'이라고 명칭하였다.

특히 자수정은 고귀한 돌로 존엄과 권위를 상징하듯 오드리환 자수정은 '오드리다이어트의 편안함'이다.

6. 오드리환 토파즈

오드리환 토파즈는 오드리다이어트를 위해 가장 많이 활용되는 오드리환이다.

토파즈는 '우정, 건강'을 의미한다고 한다. 기존 다이어트의 강요된 식이조절과 강요된 운동조절이 문제점을 지님을 알기에 괴로운 식이요법과 힘겨운 운동요법 없이 편안하게 다이어트를 할 수 있는 '건강한 우정'을 모토로 '오드리환 토파즈'라고 명칭하였다.

특히 토파즈는 노랑, 파랑, 분홍, 갈색 등 다양한 색깔을 가지므로 오드리환 토파즈는 다이어트뿐만 아니라 고지혈중 해결 등 다양하게 활용할 수 있는 '오드리다이어트의 다양함'이다.

7. 오드리환 터키석

오드리환 터키석은 잘못된 기존 다이어트를 반복적으로 함으로써 요요현상을 반복적으로 겪고 있는 사람들을 위한 오드리환이다.

터키석은 '성공, 승리'를 의미한다고 한다. 기존 다이어트의 식이조절은 괴로울 뿐만 아니라 기초대사량 감소로 인한 몸의 망가짐과 더불어 요요현상을 필연적으로 불러일으킨다. 즉, 체중 감소라는 잘못된 목표에는 성공하였지만 진정한 승리는 담보하지 못하는 것이다. 숱한 기존 다이어트의 좌절 속에서 제대로 된 다이어트를 하고픈 사람들을 위해 터키석의 '성공한 승리'를 모토로 '오드리환 터키석'이라고 명칭하였다.

특히 터키석은 '행운의 보석' '신으로부터 받은 신성한 보석'이라고 알려져 있어, 오드리환 터키석은 '오드리다이어트의 신성함'이다.

> 터키석 카테고리에는 61단계에서 70단계까지 있다.

8. 오드리환 에머랄드

오드리환 에머랄드는 기존의 잘못된 다이어트로 요요현상을 겪고 있는 사람들을 위한 오드리환이다.

에머랄드는 '행복, 행운'을 의미한다고 한다. 기존 다이어트의 체수분 감소는 빠른 체중의 감소를 유도하지만 몸과 마음에 괴로움과 힘겨움, 무리감을 일으킨다. 또한 기존 다이어트가 중지된 이후에는 극심한 요요현상을 겪을 수밖에 없다. 따라서 기존 다이어트를 다시금 하고 싶어 하지 않은 사람들이 많다. 그럼에도 체수분 감소에 따른 빠른 체중 감소에 미련을 두고 있는 사람들이 의외로 많다. 건강한 체지방 감소 위주의 다이어트가 좋다고 여기지만 그래도 체중의 감소가 빠르게 이루어졌으면 더 만족스럽다고 여길 사람들을 위해 에머랄드의 '행운이 있는 행복'을 모토로 '오드리환 에머랄드'라고 명칭하였다.

특히 에머랄드는 바라보는 이의 눈이 맑아진다고 할 정도이므로 오드리환 에머랄드는 빠른 시간 안에 날렵한 맵시를 가지고픈 사람들의 마음을 이해하는 '오드리다이어트의 해맑음'이다.

에머랄드 카테고리에는 71단계에서 80단계까지 있다.

9. 오드리환 페리도트

오드리환 페리도트는 체지방의 감소보다는 조금 더 빠른 체중의 감소를 원하는 사람들을 위한 오드리환이다.

페리도트는 '지혜, 성실'을 의미한다고 한다. 기존 다이어트 중 단식과 절식에 가까운 강력한 식이조절을 하여야만 찔끔 체중의 감소를 보이고 다시금 체중이 급격히 상승하는 사람들을 위해 페리도트의 '지혜롭고 성실함'을 모토로 '오드리환 페리도트'라고 명칭하였다.

특히 페리도트는 '이브닝 에머랄드'라는 낭만스러운 별명을 가지고 있듯, 오드리환 페리도트는 '오드리다이어트의 로맨틱함'이다.

페리도트 카테고리에는 81단계에서 90단계까지 있다.

10. 오드리환 사파이어

오드리환 사파이어는 기존의 잘못된 다이어트로 극심한 요요현상을 겪고 있는 사람들을 위한 오드리환이다.

사파이어는 '진리, 덕망'을 의미한다고 한다. 기존 다이어트의 식이요법은 빠른 체중 감소를 이루어내지만 유지하지 못하고 식욕을 폭발시키거나 더 많은 체지방과 체중 증가를 일으키게 된다. 오드리다이어트는 식이요법과 운동요법 없이 체지방 감소 위주의 다이어트이기에 오드리다이어트 이후에도 체지방의 증가는 잘 이루어지지 않도록 사파이어의 '덕망 있는 진리'를 모토로 '오드리환 사파이어'라고 명칭하였다.

특히 사파이어는 독을 제거할 정도로 몸에 유익하므로 오드리환 사파이어는 건강한 체지방 다이어트를 위한 '오드리다이어트의 깨끗함'이다.

사파이어 카테고리에는 91단계에서 100단계까지 있다.

11. 오드리환 아쿠아마린

오드리환 아쿠아마린은 식욕조절 능력을 상실하여 어떠한 수단을 아무리 강구하여도 급격하게 상승하는 식욕을 조절할 수 없고, 이에 극단적으로 손가락으로 음식물을 토해내려고 하는 행위까지 하는 사람들을 위한 오드리환이다.

아쿠아마린은 '총명, 젊음'을 의미한다고 한다. 기존 다이어트의 강요된 식이요법으로 거식과 폭식의 식습관이 형성된 경우에는 식욕의 적절한 조절과 더불어 스스로 거식과 폭식의 나쁜 습관을 수정할 수 있도록 아쿠아마린의 '젊음의 총명'을 모토로 '오드리환 아쿠아마린'이라고 명칭하였다.

특히 아쿠아마린은 '밤의 보석 중의 여왕'이라는 낭만적인 칭호가 붙을 정도로, 오드리환 아쿠아마린은 다이어트의 여왕처럼 '오드리다이어트의 화려함'이다.

> **아쿠아마린 카테고리에는 101단계에서 110단계까지 있다.**

12. 오드리환 다이아몬드

오드리환 다이아몬드는 "이 세상에 나온 다이어트는 다 해 보았지만 한 번도 효과를 보지 못했다."라고 할 정도로 둔감한 분, 속된 말로 땡살이라고 여겨지는 사람들을 위한 오드리환이다.

다이아몬드는 '불멸, 고귀'를 의미한다고 한다. 기존 다이어트의 괴로운 식이요법과 힘겨운 운동요법에도 전혀 효과를 보지 못할 정도로 탄탄함을 지닌 사람들을 위해 다이아몬드의 '고귀

하게 불멸함'을 모토로 '오드리환 다이아몬드'라고 명칭하였다.

특히 다이아몬드는 이 세상에서 가장 강한 강도의 시금석이므로, 오드리환 다이아몬드는 다이어트의 단단한 기준으로 '오드리다이어트의 강렬함'이다.

다이아몬드 카테고리에는 111단계에서 120단계까지 있다.

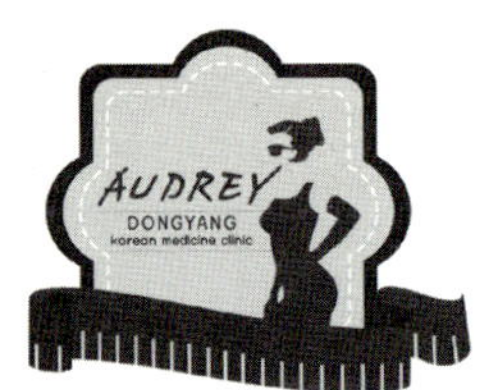

08

편안함을 드리는
'오드리'의 주의사항

오드리환을 복용할 때 주의할 사항은 크게 2가지이다.
첫째, '체중 감소'에 목표를 두지 말라.
둘째, '새로운 변수'를 개입시키지 말라.
결론적으로 오드리환을 복용할 때는 새롭게 하지 말고, 편안하게 하라는 의미이다.

오드리다이어트는
균형을 칭찬한다

오드리다이어트는 다이어트 환자분이 체중을 많이 빼 오셔도 칭찬해 드리지 않는다.

오드리다이어트가 중요하게 생각하는 다이어트의 지표는 체중보다는 체지방이다. 더구나 건강하게 일상적인 생활을 이전처럼 혹은 늘 할 수 있는 생활패턴을 하면서 빠진 체지방 감소만 인정한다. 만약 식이조절을 하고 살을 빼거나, 물을 빼는 체수분 감소의 어떠한 행위를 통한 체중의 감소는 크게 칭찬해 드리지 않는다.

왜냐하면 비록 식이조절이 쉬운 것은 아니고, 또 수분조절이 쉬운 것은 아니지만, 손쉬운 체중 감소의 방법이기 때문이다.

그래서 오드리다이어트에서는 반드시 식이조절 여부 혹은 다른 체수분 감소 방법 시행 여부를 체크한다. 그리고 이전의 일상적인 생활을 그대로 하고 난 이후의 체지방 감소에 따른 체중 감소는 잘 하셨음에 대해서 칭찬해 드린다.

오드리다이어트는 '균형'을 통한 건강한 다이어트이다. 편안하게 식이조절 없이, 운동조절 없이, 일상의 변화를 전혀 주지 않고서도, 건강하게 체지방을 분해하면서 라인을 만들어 드릴 수 있다.

건강한 오드리다이어트는 즐겁다. 너무도 신성한 음식물이기에 편안하게 즐겁게 드시면 된다. 절대 음식물을 드시면서 죄의식을 느끼면 안 된다. 혹여 평소보다 조금 더 혹은 더 많이 드셨다면 오드리환을 통해서 조금 더 몸을 액티브하게 만들어 두면 몸이 스스로 조절하면서 균형 조절 하듯이 체지방 조절을 할 수 있을 것이다.

스스로의 균형을 위해서 엄청나게 오랜 시간 동안 어렵게 힘겹게 건강한 다이어트를 연구해 두었다. 오드리다이어트는 균형이다.

건강보조식품, 음식, 음료를 주기적으로 섭취하지 않는 것이 더 효과적이다

오드리다이어트는 건강보조식품의 개입을 원치 않는다. 오드리다이어트는 음식의 변수 개입을 원치 않는다. 오드리다이어트는 음료의 변수 개입을 원치 않는다. 섭취 및 복용 횟수의 기준은 다음과 같다.

- 1주일에 1~2회 정도의 섭취 및 복용은 우리 몸이 스스로 조절할 수 있는 정도로 크게 개의치 않는다.
- 1주일에 3회 이상의 섭취 및 복용은 우리 몸에 일정한 방향의 약성을 지니게 된다. 따라서 이러한 경우에는 반드시 체크되어야 한다.
- 과일, 채소 등도 마찬가지다. 동일한 과일과 채소 등이 지속적으로 유입된다면 약성을 지니면서 몸의 변화를 가져오기에 반드시 체크되어야 한다.

- 음료의 경우도 마찬가지다. 생수가 아닌 이온수라든지, 아니면 다른 곡물류(현미, 보리, 옥수수 등)나 다른 약재 등이 가미된 음료는 되도록 섭취하지 않는 것이 좋다. 왜냐하면 비록 다른 재료와 함께 끓인 물이지만 주기적으로 섭취하게 되면 약성을 지니게 되어 오드리다이어트가 미치는 긍정적인 영향이 다른 방향으로 진행될 가능성이 높다.

- 오드리다이어트가 권해 드리는 식생활 패턴은 지금의 상황을 그대로 유지하는 것이 좋다. 물론 나쁜 음식물이 들어가는 경우도 있겠지만, 새롭게 변화가 일어난다면 어느 부분이 변수로 작용할지 알 수 없다. 따라서 좋은 음식과 나쁜 음식이 섞여 있는 상황이겠지만 변화 없이 그대로 진행하면 된다.

- 오히려 중간에 새로운 건강기능식품이나 건강보조식품 등이 개입되는 경우에는 체중과 체지방의 증가뿐만 아니라 몸의 부정적 변화도 유발되는 경우를 많이 보게 되어 하지 않는 게 제일 좋다.

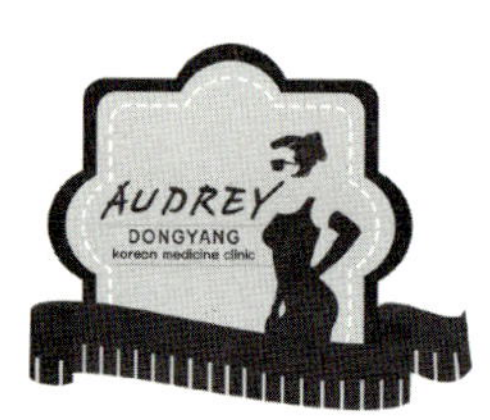

09

행복함을 드리는 '오드리'의 1년 365일

여러분은 언제 '다이어트'에 대한 생각을 하시나요?
누군가와 사랑하기 위해서 다이어트를 결심하시나요?
거울에 비친 모습에 몹시 놀라서 다이어트를 결심하시나요?
건강검진에서 다이어트를 해야만 한다고 해서 결심하시나요?
아니면 어느 날 아픈 몸 때문에 다이어트를 결심하시나요?

365일 즐거운 오드리다이어트

대개 '다이어트'라는 단어를 떠올리는 시점은 한해의 시작인 1월, 봄이 가까워오는 3월, 여름이 가까이 오는 6월일 것이다. 한해를 새롭게 시작하니 조금 더 날씬한 몸매를 기대하면서, 겨울의 두터운 옷을 벗고 가벼운 차림으로 바뀌는 봄의 화사함을 기대하면서, 여름의 뜨거운 태양 아래 곡선미를 자랑하듯 해변가를 거닐고 있을 자신감을 기대하면서 다이어트를 결심하기도 한다.

그러나 다이어트는 한철 한때에만 유행하고 말 사안이 아니다. 다이어트의 목적은 '건강함'이다. 다만 부수적으로 외적인 모습 또한 달라질 수 있기에 외모의 사안으로 여기는데, 엄밀히 다이어트는 건강을 위해 해야 한다.

따라서 1년 12개월 365일 다이어트에 관심을 가져야 한다. 단, 스트레스 받지 않으면서 스스로 조절할 수 있는 시스템을 몸과 마음이 갖추도록 하면 우리 몸과 마음이 스스로 조절하게 된다.

괴로운 식이요법 없는, 힘겨운 운동요법 없는, 두려운 요요현상이 없는 오드리다이어트가 스스로 조절할 수 있도록 도와드릴 수 있을 것이다.

변화는 새로움이자 새로운 인생의 시작

외형은 내면보다 중요하지 않다. 물론 그러하다. 그러나 내면이 아무리 중요하다지만 외형을 무시할 수는 없다. 나이 어린 청년시절부터 한 올 한 올 빠져나가는 머리숱을 지닌 필자로서는 외형적인 고민을 하지 않을 수 없었다.

그러나 '보이지 않는 내면의 성숙이 보이는 외형의 보편보다 더 중요하다.'라고 스스로 위로하면서 지낼 수밖에 없는 현실을 여린 가슴으로 아쉬워했던 시절이 있었다. 물론 지금은 사라지는 머리카락의 아쉬움은 이전보다 훨씬 덜 하지만.

그래서 안다. '외형은 애써 외면하고 쉽지만 누군가는 외형에 대해서 무시하는 시선과 말을 보낼 수 있기에 외형을 외면할 수 없음'을.

'보편적이다.' '평균적이다.'라고 하는 말들의 기준을 명확히 하기는 어렵지만 스스로는 '그 보편적이고 평균적인 외형으로 다른 이들의 눈에 띄지 않았으면' 하는 바람이 있음을 안다. 시선에 튀고자 함이 아니라 눈에 띄지 않음을 바라는 마음을 절실하게 느껴보지 못한 이들은 알지 못할지도 모른다. 그래서 속앓이를 하게 된다.

다이어트! 필자는 개인적으로 미용적인 부분의 다이어트는 크게 중요성을 두지 않고 있다. 다이어트는 건강해지기 위함이다. 몸의 건강함을 위해서 건강하게 체지방을 조절해야 한다. 마음의 건강함을 위해서 명확하지 않지만 보편적, 평균적 라인으로 조절해야 한다. 그래서 더 건강해지면 더할 나위 없다.

하지만 기존 다이어트는 힘들다. 힘들게 체중을 줄여도 또다시 체중이 늘면서 허사가 되기도 한다. 오드리다이어트는 결코 그렇지 않다. 어려운 다이어트가 아니라 정말 쉬운 다이어트이다. 두려운 다이어트가 아니라 정말 즐거운 다이어트이다.

물론 그동안 숱한 연구의 시간을 거쳐야 했다. 기존의 다이어트와 다른 건강한 다이어트의 메카니즘을 밝혀내기 위해 숱한 밤을 지새웠다.

손쉬운 식이조절을 하지 않고, 손쉬운 운동조절을 하지 않고 어떻게 다이어트가 가능할 것인가에 대한 주위의 반응은 하나같이 회의적이었다.

그러나 고민하고, 연구하고, 고민하고 연구하였다. 그렇게 오드리다이어트는 완성되어 갔다. 한의학과 접한 순간부터 고민했던 많은 인생의 고민들이 10여 년의 세월 속에서 어렵게 어렵

게, 두렵게 두렵게 연구되어진 다이어트이기에 오드리다이어트
는 누구나 쉽게 할 수 있다.

한약만으로 다이어트가 된다

통상적으로 체중 감소의 다이어트를 위해서는 거의 필수적으로 괴로운 식이요법과 힘겨운 운동요법이 요구된다. 그러나 괴로운 식이요법과 힘겨운 운동요법은 체중의 구성 성분 중 체수분의 감소를 유도하기 위함이기에 건강한 체지방 감소의 근원적인 다이어트와는 거리가 있다.

그런데 만약 한약만으로 건강한 체지방 감소의 다이어트가 가능하다면? 그것도 괴로운 식이요법 없이. 그것도 힘겨운 운동

요법 없이.

쉽지 않은 연구였다. 아니 너무도 어려운 연구였다. 하지만 해냈다. 괴로운 식이요법 없이, 힘겨운 운동요법 없이 편안하고 즐겁게 다이어트를 할 수 있다. 몸의 균형을 위한 다이어트, 오드리다이어트가 그 해법이 될 수 있다.

365일 건강한 오드리다이어트 습관

"여러분은 이전에 다이어트를 해 보셨나요?" "여러분은 지금 다이어트를 하고 계신가요?" "여러분은 나중에 다이어트를 하실 건가요?"

만약 다이어트를 해봤거나, 하고 있거나, 할 생각이면 어떤 부분에 중점을 두고 선택을 해야 할까? 다이어트를 하는 목표는 다양할 것이다. 고혈압 때문에, 고지혈증 때문에, 고혈당 때문에… 등등의 건강 때문에 하는 사람도 있을 것이다. 또 뱃살이 나와서, 허벅지가 굵어서, 팔뚝이 안 예뻐서 등등 외모 때문에 하는 사람도 많을 것이다.

더구나 다이어트의 방법은 무수히 많다. 과거에 유행했던 무수한 다이어트 방법들도 있고, 현재에 유행하는 무수한 다이어트 방법들도 있다. 앞으로 다가올 미래에 유행할 무수한 다이어트 방법들도 있을 것이다.

그러나 어떠한 목표를 세우든, 어떠한 방법을 선택하든 목적은 잃지 않아야 할 것이다. 다이어트의 목적은 '건강'이다. 그렇다면 건강한 다이어트를 선택하기 위한 조건들은 어떤 것이 있을까?

첫째, '체지방' 위주의 다이어트여야 한다.

체중을 구성하고 있는 성분은 근육이나 뼈, 체수분, 체지방 등이다. 체중을 빼기 위해서 혹시 가장 손쉬운 체수분을 빼는 것은 아닌지 확인해야 한다. 일반적으로 알려진 다양한 종류의 괴로운 식이요법, 다양한 종류의 식욕억제요법, 다양한 종류의 힘겨운 운동요법, 다양한 종류의 땀배출요법, 다양한 종류의 대변배출요법, 다양한 종류의 소변배출요법 등이 대표적인 체수분 다이어트다.

둘째, '무리한 식이요법'을 하지 않는 다이어트여야 한다.

체수분의 감소는 식이요법에서 가장 빠르게 일어난다. 이렇게 괴로운 식이요법을 통해 체수분이 빠지면 항상성 유지를 위한 우리 몸의 노력으로 체지방이 체수분으로 변하면서 체지방의 감소가 이루어지게 된다. 그러나 식이요법에 따라 체지방이 체수분으로 변하는 과정에서 기초대사량이 저하됨으로써 몸의 생리적, 병리적 기전이 망가지게 된다. 그 결과 체수분 다이어트 이후에 급격한 체중의 증가뿐만 아니라 더 많은 체지방 증가라는 극심한 요요현상이 동반될 수밖에 없다.

셋째, '무리한 운동요법'을 하지 않는 다이어트여야 한다.

운동은 참으로 좋은 건강요법 중의 하나다. 아니 적절한 운동은 반드시 해야 건강하다. 하지만 오드리다이어트에서는 다이어트를 위한 무리한 운동을 필요로 하지 않는다. 오드리다이어트에서는 보통 정도의 운동으로는 체지방 분해가 거의 이루어지지 않는다고 말씀드린다.

그러나 많은 분들은 운동을 하면 체중의 감소가 이루어지고, 그러한 운동을 통해서 다이어트가 가능하다고 생각하고 있다. 하지만 일상적인 운동을 통해서는 땀의 배출인 체수분의 감소만 있을 뿐이다. 물론 엄청난 노력과 인내가 필요한 노동 정도의 운동이 동반된다면 체지방의 감소가 이루어질 수 있다. 그렇지만 괴로울 정도의 힘거운 운동은 활성산소를 급격하게 생산해내는 등의 다른 문제점을 유발할 수 있다.

따라서 보통 정도 및 강도의 운동으로는 체지방의 분해가 이루어지지 않기에 체중 감소를 목표로 무리하게 운동하지 말고 건강을 위한 정도의 가벼운 걷기 등의 운동을 하는 것이 좋다.

이러한 3가지의 커다란 전제 요건을 만족시키는 다이어트인지를 확인하고 선택한다면 아마도 크게 무리감이 생기지는 않을 듯싶다.

다시 한 번 강조하지만, 오드리다이어트는 다이어트를 위한 식이요법이 필요치 않다. 오드리다이어트는 다이어트를 위한 운동요법이 필요치 않다.

오드리다이어트는 건강을 위한 1년 365일의 습관이다.

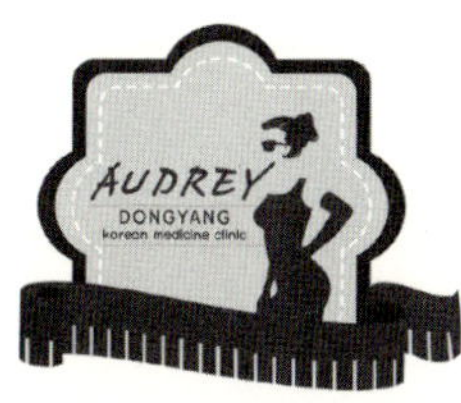

10
즐거움을 드리는
'오드리'의 비움과 채움

기존 다이어트는 '체중'을 비운다.
기존 다이어트는 '불균형'을 채운다.
오드리다이어트는 '체지방'을 비운다.
오드리다이어트는 '균형'을 채운다.
기존 다이어트는 '긍정'을 비우고, '부정'을 채운다.
오드리다이어트는 '부정'을 비우고, '긍정'을 채운다.

오드리다이어트는
긍정의 다이어트

'다이어트' 라는 단어를 들으면 여러분은 어떤 생각이 드는가? '굶는다.' '줄인다.' '배고프다.' '괴롭다.' '힘들다.' '지친다.' '귀찮다.' '또 찐다.' 등등…. 아마도 부정적인 이미지의 단어들이 먼저 생각날 것이다.

그런데 만약 괴로운 식이조절 없이 가능한 다이어트가 있다면?

"다이어트와 무관하게 마음껏 드십시오." 오드리다이어트는 식이요법이 없다.

만약 힘겨운 운동조절 없이 가능한 다이어트가 있다면?

"다이어트와 무관하게 운동은 필요 없습니다." 오드리다이어트는 운동요법이 없다.

오드리다이어트는 긍정의 다이어트이다. 6가지 이유에서 그렇다.

- '식이요법이 없어 괴롭지 않다.'
- '마음껏 먹을 수 있어 즐겁다.'
- '운동요법이 없어 힘겹지 않다.'
- '억지로 움직이지 않아도 되니 편안하다.'
- '요요현상이 없어 두렵지 않다.'
- '일상에 변화 없이 지내도 되니 든든하다.'

오드리다이어트는 마음껏 먹을 수 있고, 억지로 무얼 하지 않아도 되고, 요요 걱정도 없으니 너무도 행복한 다이어트다.

오드리다이어트로 체지방을 비우다

오드리다이어트는 근육을 비우지 않는다. 오드리다이어트는 뼈를 비우지 않는다. 오드리다이어트는 체수분을 비우지 않는다. 오드리다이어트는 체지방을 비운다. 비워진 체지방이 체중을 비운다.

따라서 오드리다이어트는 먼저 체중을 비우지 않는다. 체중은 근육과 뼈, 체수분, 체지방 무게의 합이다. 체지방의 분해가 건강하게 이루어지면 체중의 감소는 자연스럽게 이루어진다.

"결과적으로 체중의 감소가 이루어지는 것이 중요하지, 순서가 무슨 상관이 있느냐?"라고 물을 수도 있지만, 순서는 아주 중요하다. 체중은 여러 조직 무게의 합이기에 그러한 조직의 무게 중 어느 쪽이 먼저 감소하느냐에 따라서 체중의 감소가 긍정적일 수도 있고, 부정적일 수도 있다.

- **'근육을 비우는 방법'**은 근육을 사용하지 않아 근육이 퇴화되면 근육은 비워진다. 그러나 이것을 원하는 사람은 없을 것이다.
- **'뼈를 비우는 방법'**은 뼈의 사용이 제한되면 뼈의 골질이 빠져나가 뼈가 비워진다. 그러나 이것을 원하는 사람은 없을 것이다.

• **'체수분을 비우는 방법'**은 체수분의 흡수를 최소화하고, 체수분의 배출을 최대화하면 체수분은 비워진다. 그러나 이것을 원하는 사람은 없을 것이다.

다이어트의 건강한 목적을 생각한다면 당연히 체지방이 비워져야 한다. 그럼에도 불구하고 체지방의 비워짐이 쉽지 않았기에 '체수분을 비우는 방법'의 좋지 않은 기존 다이어트들이 선택되어졌다. 그러나 이제는 오드리다이어트로 '건강한 체지방 비우기'가 가능해졌다.

오드리다이어트로 건강함을 채우다

오드리다이어트는 탄수화물 섭취를 늘리거나 줄이라고 말씀드리지 않는다. 오드리다이어트는 단백질 섭취를 늘리거나 줄이라고 말씀드리지 않는다. 오드리다이어트는 지방 섭취를 늘리거나 줄이라고 말씀드리지 않는다.

우리 몸은 스스로 조절할 수 있는 항상성의 힘이 있다. 물론 몸의 불균형이 발생하여 조금은 극단적인 식단의 섭취를 해야 할 경우도 있다. 예를 들어 탄수화물 음식을 극도로 제한하거나,

단백질 음식을 극도로 줄여야 하거나, 지방 음식을 극도로 피해야 할 특정질환도 있다.

하지만 다이어트를 위한 식이조절에서 특정 성분의 음식물을 극도로 자제할 필요는 없다. 특히 오드리다이어트는 통상적인 식사에 포함된 탄수화물, 단백질, 지방, 무기질, 비타민 등에 대한 제한이 없다.

오드리다이어트는 우리 몸의 항상성을 믿고, 불균형의 항상성이 스스로 균형의 상태로 돌아갈 수 있도록 도와주기에 오드리다이어트를 하는 동안에는 한쪽으로 편중된 음식물 섭취를 원치 않는다.

오드리다이어트는 건강함을 원한다. 한때 탄수화물을 극도로 제한하고, 단백질 위주의 식단으로 하는 다이어트가 유행을 하였다. 단백질을 중심으로 식사를 함으로써 근육의 퇴축을 막을 수 있고, 강화된 근육이 기초대사량의 상승을 유도하여 잉여의 칼로리를 더 소모시켜 줄 것이라는 이론에 근거했다.

일면 아주 좋은 이론이었다. 우리 몸의 조직 대부분은 단백질로 구성되어 있으며, 특히 근육은 단백질의 집합체일 정도이니 당연한 듯한 이론이었다. 그러나 현실은 그러하지 않았다.

최근에는 '저탄수화물 고지방'이 다이어트에 오히려 도움이 된다고 알려지면서 이와 관련된 식이조절이 다이어트요법으로 유행하고 있다.

"전체 식사량 중 탄수화물의 섭취는 줄이고, 그 사이에 다이어트에 나쁜 영향을 준다고 알려졌던 지방의 섭취를 늘리는 것이 다이어트에 도움이 된다."가 핵심적인 내용인 듯하다. 일면 아주 좋은 정보인 듯하다. 그동안에 우리는 '지방'에 대해 다이어트상 너무도 좋지 않은 시선을 보냈으니까.

하지만 이렇게 되면 '탄수화물'에 대한 잘못된 시각이 새롭게 생겨나지 않을까? 맞다. 오히려 탄수화물, 단백질, 지방의 균형이 더 중요하다. 탄수화물의 섭취를 제한하면 일시적으로 체중 감소의 다이어트 효과가 나타난다. 단백질의 섭취를 제한하면 일시적으로 체중 감소의 다이어트 효과가 나타난다. 지방의 섭취를 제한하면 일시적으로 체중 감소의 다이어트 효과가 나타난다.

하지만 탄수화물이나 단백질, 지방의 제한식이 지속적으로 진행되면 우리 몸은 다른 불균형 상태에 빠지게 된다. 그로 인해서 몸에 무리가 오고 기초대사량의 저하 등 요요현상을 불러일으킬 수 있는 2차적인 변화로 진행된다.

오드리다이어트는 그동안 늘 주장하였다. '괴로운 식이요법 없이, 힘겨운 운동요법 없이' 다이어트가 가능하다고. 이는 오드리다이어트가 제한된 탄수화물만이라든지, 단백질만이라든지, 지방만이라든지 한쪽으로 쏠린 음식물의 섭취를 원치 않는다는 의미이기도 하다.

오드리다이어트는 "모든 음식물은 잘게 쪼개져 우리 몸이 적절하게 흡수하고, 남은 에너지는 다시금 지방으로 축적한다."라는 아주 기본적인 인체 생리 메커니즘에 근거한다.

기존 다이어트에서는 "단백질 음식을 섭취하면 단백질이 고스란히 흡수되어서 우리 몸의 조직을 형성할 것이다."라는 논리로 단백질을 적극 추천했다. 참으로 잘못된 논리다.

기존 다이어트에서는 "지방 음식을 섭취하면 섭취된 지방이 고스란히 내 몸의 지방으로 축적될 것이다."라는 논리로 지방을 비판했다. 참으로 잘못된 논리다.

다들 잘 알다시피 우리 몸의 3대 영양소인 탄수화물, 단백질, 지방은 소화 과정을 거쳐 물리적, 화학적, 생물학적 변화가 생긴다. 즉, 탄수화물도 탄수화물로만, 단백질은 단백질로만, 지방은 지방으로만 받아들여지지 않는다.

우리 몸은 소화의 과정을 거쳐 우리의 몸이 받아들일 수 있는 단위로 잘게 만들어 흡수하게 된다. 그렇게 흡수된 영양은 다시금 재조합 과정을 거치게 되며, 그렇게 우리 몸의 생리는 활용하게 된다. 그렇게 활용된 이후의 여유 에너지는 보관상 가장 효율적인 '지방'으로 다시금 합성되어 보관되게 된다.

이러한 몸의 생리 기전을 이해한다면 그동안 '지방'에 대해 가졌던 나쁜 시각은 조금 덜하리라 본다(물론 좋은 지방이라는 전제 하에서).

자, 그럼 여기서 우리는 다시금 조심스러워져야 한다.

저탄수화물 고단백질식도 결코 추천할 만한 다이어트는 아니다.

저탄수화물 고지방식도 결코 추천할 만한 다이어트는 아니다.

저지방 고단백질식도 결코 추천할 만한 다이어트는 아니다.

저단백질 고지방식도 결코 추천할 만한 다이어트는 아니다.

오드리다이어트는 탄수화물, 단백질, 지방의 3대 영양소(물론 비타민, 무기질 등의 영양소를 포함한)를 적절하게 섭취하는 최고의 다이어트이다.

당연히 괴로운 식이요법 없이 가능하다. 당연히 힘겨운 운동요법 없이 가능하다. 식이요법 없이, 운동요법 없이 오드리다이어트로 건강하게 다이어트를 할 수 있다.

오드리다이어트는 다이어트가 아니다

다이어트라 함은 '체중을 감소시키기 위해서 음식의 양과 종류를 제한하는 것'이라고 정의한다.

그런데 오드리다이어트는 체중의 감소를 목표로 하지 않는다. 그래서 오드리다이어트는 다이어트가 아니다.

오드리다이어트는 음식의 양을 제한하지 않는다. 그래서 오드리다이어트는 다이어트가 아니다.

오드리다이어트는 음식의 종류를 제한하지 않는다. 그래서 오드리다이어트는 다이어트가 아니다.

그럼, 오드리다이어트를 무엇으로 명칭을 해야 할까? 고민이다.

오드리다이어트를 위한 환약은 '오드리환'으로 명칭해 두었으며, 많은 분들에게 익숙해져 있을 것인데 '오드리환' '오드리탕'을 포함한 '오드리다이어트'를 무엇으로 불러야 할까?

엄밀하게 보면, 오드리다이어트는 괴로운 식이요법 없이, 힘겨운 운동요법 없이 몸과 마음, 영혼의 긍정적인 요소를 만들어 가면서 체지방의 감소와 더불어 체중의 감소는 자연스럽게 이루 어지는 것이다.

오드리다이어트의 목적과 목표, 방법

우리는 다이어트를 왜 할까? 우리는 다이어트를 통해 무엇을 얻고자 하나?

우리는 다이어트를 어떻게 하고 있나?

다이어트의 목적을 생각해 본다.

다이어트의 목표를 생각해 본다.

다이어트의 방법을 생각해 본다.

다이어트의 목적은 무엇일까? 몇몇 분들은 다른 목적을 가지고 있을지도 모르지만, 대부분 다이어트를 하려고 할 때는 조금 더 건강해지고 싶은 '건강함'이 목적이 될 듯하다.

그럼, 다이어트의 목표는 무엇으로 잡나? 아마도 대부분 다이어트의 목표는 '체중 몇 kg 감량!' 이렇게 목표로 설정하지는 않으셨는지?

또, 다이어트의 방법은 어떻게 하고 있나? '체중 몇 kg 감량'이라는 목표는 '건강함'이라는 다이어트의 목적성에 부합하기에는 부족하다. 지금부터 다이어트의 목표를 달리 잡아보심은 어떠할까?

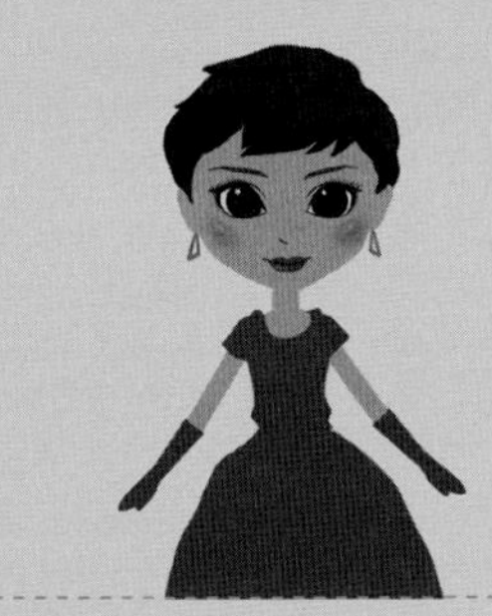

오드리다이어트는 건강하다!

오드리다이어트는 균형이다!

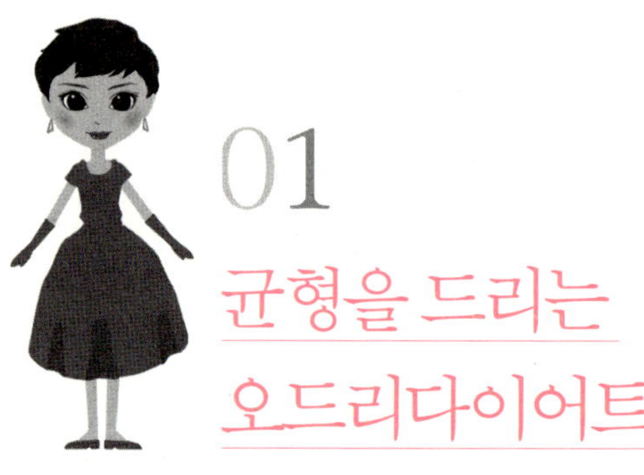

01

균형을 드리는
오드리다이어트

오드리다이어트는 균형이다. 그래서 기초대사량을 높인다.
오드리다이어트는 균형이다. 그래서 혈관을 맑게 한다.
오드리다이어트는 균형이다. 그래서 세포를 젊게 한다.

오드리다이어트는 균형이다

오드리다이어트는 균형이다. 그래서 괴로운 식이요법이 필요치 않다.

오드리다이어트는 균형이다. 그래서 힘겨운 운동요법이 필요치 않다.

오드리다이어트는 균형이다. 그래서 두려운 요요현상이 걱정 없다.

오드리다이어트는 균형이다. 그래서 기초대사량을 높인다.

오드리다이어트는 균형이다. 그래서 혈관을 맑게 한다.

오드리다이어트는 균형이다. 그래서 세포를 젊게 한다.

일반적으로 다이어트를 하는 사람들은 기존의 다양한 방법들의 다이어트를 했음에도 불구하고 다시금 체중이 급격히 오르는 요요현상이라든지 혹은 다른 불편함과 번거로움으로 인해 다이어트의 어려움에 대해서 호소를 한다. 기존에 했던 다이어트의 목표가 체중 감량에 두어졌기 때문에 생기는 현상이다.

체중은 근육과 뼈, 체수분, 체지방으로 구성되어 있다. 체중은 근육의 무게, 뼈의 무게, 체수분의 무게, 체지방의 무게가 합해진 것이다. 단순한 논리로 체중을 줄일 수 있는 방법은 간단하게 4가지가 있을 수 있다.

첫째, 근육의 무게를 줄이는 방법

둘째, 뼈의 무게를 줄이는 방법

셋째, 체수분의 무게를 줄이는 방법

넷째, 체지방의 무게를 줄이는 방법

하나씩 살펴보도록 하자.

첫째, 근육의 무게를 줄이는 방법에 대해서 알아보자.

근육은 사용하지 않으면 줄어들고 사용하면 늘어나는 특성이 있다. 따라서 근육의 무게를 줄이기 위해서는 움직이지 않고 가만히 있으면 된다. 예를 들어, 아파서 병원에 거동 없이 한 달간 누워 있는 분들을 보면 근육이 급격하게 퇴화한다는 사실을 알 수 있다. 당연히 단순논리로 보자면 체중을 구성하고 있는 근육의 무게가 줄어드니 체중 감소가 동반된다.

둘째, 뼈의 무게를 줄이는 방법에 대해서 알아보자.

뼈의 골밀도 또한 사용하지 않으면 줄어들고 사용하면 늘어나는 특성이 있다. 따라서 뼈의 무게를 줄이기 위해서는 움직이지 않고 가만히 있으면 된다. 마찬가지로, 아파서 움직이지 못할 경우에는 뼈의 골밀도가 급격하게 줄어듦을 알 수 있다. 당연히 단순논리로 보자면 체중을 구성하고 있는 뼈의 무게가 줄어드니 체중 감소가 동반된다.

셋째, 체수분의 무게를 줄이는 방법에 대해서 알아보자.

체수분은 인위적으로 배출을 하거나, 인위적으로 흡수를 하지 않으면 줄어들 것이다. 사하제 등을 통해서 대변으로 수분을 인위적으로 배출시키거나, 이뇨제 등을 통해서 소변으로 수분을 강제로 배출시키면 체수분은 급격하게 줄어든다. 더불어 수분 섭취를 극도로 자제를 하는 경우에는 급격하게 체수분의 무게가 줄어들 수밖에 없다. 당연히 체중의 감소폭은 드라마틱하리만큼 크고 빠를 것이다.

물론 체수분의 급격한 감소는 일정 부분 체지방의 분해를 유도한다. 체수분이 부족한 우리 몸이 스스로 생명을 유지하기 위해 비자발적으로 일부 지방세포를 분해시켜 체수분을 유지하려고 하는 메커니즘이 작동하게 되는 것이다. 하지만 이러한 부정적 기전에 따른 체지방의 분해는 어찌할 수 없는 임시적 배출이기에 차후에 기존 체수분 다이어트가 끝나면 급격한 체지방 축적을 불러일으킨다.

넷째, 체지방의 무게를 줄이는 방법에 대해서 알아보자.

체지방은 호르몬의 변화에 따라 내 몸이 대응하는 과정에서 지방세포로의 축적과 배출이 이루어지게 된다. 이러한 과정에서 체지방의 배출을 인위적으로 개입하는 방법은 '괴로운 식이요법'과 '힘겨운 운동요법'이 있다. 물론 외과적인 시술이나 수술을 통한 체지방 분해 방법이 시행되고 있기는 하다. 즉, '괴로운 식이요법'과 '힘겨운 운동요법' 없이 자연스럽게 체지방의 무게를 줄일 수 있는 기존의 방법은 없었다.

이상의 4가지 방법에서 근육의 무게를 줄이는 방법은 모든 분들이 원하지 않을 것이다. 뼈의 무게를 줄이는 방법도 모든 분들이 원하지 않을 것이다. 특히 체지방의 무게를 줄이는 방법은 '괴로운 식이요법'과 '힘겨운 운동요법' 이외에는 별다른 다이어트 방법이 없다.

따라서 체중을 줄이기 위한 방법 중에서 가장 손쉽게 선택할 수 있는 것은 체수분의 무게를 줄이는 '체수분 감소'다. 체수분 감소를 위한 방법에는 몇 가지가 있다.

- **식이요법을 활용하여 체수분을 줄이는 방법**
- **사우나나 운동 등을 활용하여 땀으로 체수분을 줄이는 방법**
- **사하제 등을 활용하여 대변으로 체수분을 줄이는 방법**
- **이뇨제 등을 활용하여 소변으로 체수분을 줄이는 방법**

하지만 체수분 감소를 통한 체중 조절은 크고 작은 문제점을 안고 있어 결코 추천할 만한 다이어트법이 될 수 없다.

기존 다이어트는 불균형이다

체수분의 무게를 줄여서 다이어트 효과를 얻을 수 있는 방법은 여러 가지다.

첫째, 식이요법을 활용하여 체수분을 줄이는 방법이다.

다이어트에 도움이 된다고 알려진 건강보조식품류를 활용하는 방법이다. ▶ 식사대용으로 건강보조식품류를 활용하는 경우 ▶ 식사량을 조절하면서 해독 등의 특정 목적을 위해 건강보조식품류를 활용하는 경우 등이 있다.

또 식욕 억제에 도움이 된다고 알려진 약물을 복용하는 방법이다. ▶ 식욕억제제 등의 도움으로 식욕이 줄어든다. ▶ 식욕억제에 따라 식이요법이 이루어지게 된다.

특히 다이어트 일기 등의 다이어리에 섭취한 칼로리를 기록하여 인위적으로 식사량을 줄이는 방법이다. ▶ 감정적으로 식욕을 억제하면서 평소의 식사량을 1/2 혹은 1/3 등으로 줄이는 경우 ▶ 음식물의 섭취를 줄이거나 저칼로리 음식 위주로 섭취가 이루어지도록 하는 식이요법 등이다.

따라서 손쉽게 선택할 수 있는 다이어트는 체수분 감소를 유도하는 다이어트일 수밖에 없었다. 체중의 감소폭도 크고, 체중의 감소 속도도 빠르니까 당연히 선택할 수밖에 없을 것이다.

물론 체수분 다이어트가 가지는 어려움과 한계점 등의 부정적 측면에도 불구하고 체수분 다이어트를 하는 경우에는 체중계의 눈금으로 확인되는 '체중 감소'라는 유혹을 뿌리치기가 쉽지 않다. 궁극적으로 '체수분 감소'를 위한 식이요법이 병행될 수밖에 없음을 확인하게 된다.

그러나 실제적으로 다이어트 환자분들의 체성분 결과를 보면 대부분인 95~97%의 경우 체지방의 문제로 파악된다. 체성분검사를 해보면 그동안 반복적으로 체수분 다이어트를 한 경우에는 체중의 증가와 더불어 체지방의 확연한 증가가 유별나게 눈에 띌 정도로 측정된다. 체중이 키에 대한 표준치에서 벗어나 있는 것에 비해서 상대적으로 체지방이 표준치에서 벗어나 있는 크기가 훨씬 크다. 한마디로 비만은 체중의 문제가 아니라 체지방의 문제라는 것이다.

그럼에도 불구하고 기존 다이어트로는 체지방을 직접적으로 분해할 수 없기에 우선 체수분 감소를 유도함으로써 2차적으로 체지방의 분해를 일으키게 한다. 즉, 체중이 4~5kg의 감소가 이루어지면 체지방 1kg 정도의 감소가 이루어지게 된다.

따라서 건강보조식품류이든, 식욕억제제이든, 그 외의 체수분 배출요법이든 기존 다이어트를 하는 동안에는 체수분의 감소에 따라 체중이 감소하고, 그에 따라 체지방도 일정 부분 감소하게 된다. 체중계에 올라가 보면 하루에 1kg 정도, 한 달에 몇 십 kg의 체중 감량도 가능하게 된다.

물론 체중은 하루에도 1~2kg의 편차를 보인다. 공복 시와 식사 후 체중의 차이를 보이며, 오전과 오후에도 체중의 차이를 보인다. 이는 통상적인 정도의 흐름으로 보면 된다.

그러나 실천하던 기존 다이어트를 중지하면 급격한 체수분의 증가와 더불어 체중이 늘어나게 된다. 동시에 감소됐던 체지방은 더 급격하게 상승하게 되는 요요현상이 일어나게 된다.

그러면 아마도 많은 분들은 다시금 기존의 식이요법과 병행하는 체수분 다이어트를 할 것이다. 그러면 이전만큼의 체중 감소는 아니지만 일정 부분 체중의 감소가 이루어진다. 물론 기존의 체수분 다이어트가 중지되면 처음 시작했던 체중보다도 체중과 체지방이 더 늘어나는 요요현상은 극심해질 것은 자명하다. 한마디로 굶어도 이전만큼 안 빠지고, 식사량을 늘리면 이전보다 더 많이 찌게 되는 형국을 맞이하게 되는 것이다.

이렇게 기존 다이어트를 통한 체수분 감소를 반복함으로써 요요현상뿐만 아니라 기초대사량이 저하되면서 다양한 몸의 생리 기전이 망가지게 된다.

둘째, 사우나나 운동 등을 활용하여 땀으로 체수분을 줄이는 방법 역시 체수분 감소를 유도하는 다이어트로 극심한 요요현상을 동반할 수밖에 없다.

셋째, 사하제 등을 활용하여 대변으로 체수분을 줄이는 방법 역시 인위적으로 장내의 수분 흡수를 막고, 수분 배출을 활용하는 것으로 좋지 않다.

넷째, 이뇨제 등을 활용하여 소변으로 체수분을 줄이는 방법은 몸의 무기질 불균형을 유발할 뿐만 아니라 극심한 요요현상을 일으킬 수밖에 없다.

이러한 식이요법이든, 수분배출요법이든 체수분 다이어트는 필연적으로 극심한 요요현상과 더불어 기초대사량을 저하시키게 되므로 체중의 감소에도 불구하고 몸이 무겁고 지치고 피로하다는 느낌을 받게 된다.

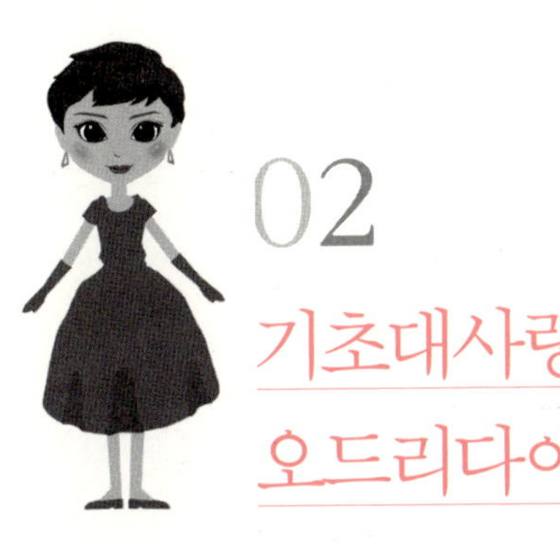

02

기초대사량을 높이는
오드리다이어트

오드리다이어트는 괴로운 식이요법이 필요치 않다.
오드리다이어트는 힘겨운 운동요법이 필요치 않다.
기초대사량 상승을 유도하여 체지방 감소를 이끌어낸다.

맵시가 살아나는
오드리다이어트

오드리다이어트는 괴로운 식이요법이 필요치 않다. 오드리다이어트는 힘겨운 운동요법이 필요치 않다. 10여 년 넘게 연구하였다. 통상적으로 기초대사량의 상승을 유도하는 방법은 현재로서는 알려져 있지 않은데, 오드리다이어트는 기초대사량을 높여 '괴로운 식이요법 없이', '힘겨운 운동요법 없이' 체지방 감소를 유도할 수 있다.

체지방 1kg 덩어리를 보면, 큰 부피에도 불구하고 무게는 얼마 나가지 않는다. 오드리다이어트는 건강하게 체지방 위주로 분해가 이루어지면서 체중의 감소가 따라서 이루어지기 때문에 체중의 감소는 체수분 다이어트에 비해서 상대적으로 적을 수 있다.

그러나 체지방 1kg의 감소는 체중 4~5kg 감소의 효과를 보이기 때문에 건강하게 체지방 위주의 오드리다이어트를 진행하면 체지방 감소와 더불어 라인이 살고 맵시가 슬림해지면서 날렵해짐을 느끼게 된다.

오드리다이어트 중 오드리환은 환약으로 1끼에 한 포 복용을 기준으로 하루에 3번 잘 챙겨 복용하면 감소 방향으로 진행하고, 하루에 2번 챙겨 복용하면 내려가는 패턴이 조금 완만하게, 하루에 1번 챙겨 복용하면 유지 관리된다.

최종 목표는 따로 정해드리지 않는다. 원하는 만큼 하면 된다. 만약 하루에 3번 복용하다가 몸매의 라인이 만족스러우면 하루에 2번 복용으로, 유지 관리코자 한다면 하루에 1번 복용으로 조절하면 된다.

단, 오드리환만으로 오드리다이어트를 진행할 때 일상적인 식생활과 다르게 뷔페 등의 모임이 있는 경우에는 기존 다이어트 같으면 음식 섭취를 억제하는 방법밖에 없지만, 오드리다이어트는 먹고 싶은 대로 다 먹어도 된다. 단지, 평소의 식습관보다 더 많아진 경우에는 1/2포 혹은 1포 정도의 오드리환을 더 복용하여 몸의 지방 분해력을 상승시키면 된다. 즉, 일상과 다른 일정 등으로 의도치 않은 음식물을 섭취할 경우에는 신성한 음식물을 앞에 두고 스트레스를 받으면서 갈등하지 말고 마음껏 먹되 지방 분해력을 향상시키기 위해서 오드리환을 추가로 복용하면 된다. 식사 전에 추가로 복용해도 되고, 식사 중에 복용해도 되며, 식사 이후에 오드리환을 복용해도 무방하다.

오드리다이어트를 위해서 내원하는 환자분의 체중 양상을 몇 가지로 구분할 수 있다.

첫째, 최고 1~2년 이상 체중 변화가 거의 없는 경우

둘째, 하루에도 체중 변화가 4~5kg 차이를 보이는 경우

셋째, 기존 다이어트로 요요현상을 겪고 있는 경우

넷째, 이전부터 나잇살처럼 꾸준히 체중이 늘고 있는 경우

• 첫째 패턴의 환자분이 오드리환만으로 진행하는 오드리다이어트 기본 프로그램인 경우에는 하루에 3번을 잘 챙겨 복용했다는 전제 하에 30일에 300~400g 정도의 체지방 감소를 목표로 한다.

- 둘째 패턴의 환자분이 오드리다이어트를 하는 경우에는 하루의 체중 진폭이 점차적으로 줄어들면서 안정적으로 감소 방향으로 내려가게 된다.

- 셋째 패턴의 환자분이 오드리환만으로 진행하는 오드리다이어트 기본 프로그램인 경우에는 현재는 체중이 요요현상으로 오르고 있는 과정으로, 오드리환으로 낮추는 과정이 일정기간 필요로 하게 된다.

- 넷째 패턴의 환자분이 오드리환만으로 진행하는 오드리다이어트 기본 프로그램인 경우에는 요요현상을 겪은 분들만큼은 아니지만 오드리환으로 낮추는 과정이 일정기간 필요하게 된다. 물론 그 이후에는 점차적으로 체지방의 감소와 더불어 체중의 감소가 이루어지게 된다.

만약 오드리선식과 더불어 진행하는 프로그램일 경우에는 조금 더 건강하고 더 빠른 효과를 볼 수 있다. 오드리선식의 효능은 ▶해독작용 ▶장 내의 유익균 활성화 ▶영양을 포함한 약간의 포만감이다. 물론 식이섬유가 포함되어 있기에 배변 활동에도 일정부분 도움을 주지만 이는 오드리선식의 주작용은 아니다.

오드리환+오드리선식 다이어트 프로그램 3가지

오드리환과 오드리선식을 활용한 다이어트 프로그램에는 '쾌(快)' '선(鮮)' '활(活)'이 있다.

- '쾌'프로그램은 많이 빠르게 진행하기 위한 오드리다이어트 프로그램이다.
- '선'프로그램은 조금 빠르게 진행하기 위한 오드리다이어트 프로그램이다.
- '활'프로그램은 빠르게 진행하기 위한 오드리다이어트 프로그램이다.

1. 많이 빠른 다이어트 '쾌'프로그램

'쾌'프로그램은 4일간 해독을 방해할 수 있는 음식물 대신에 오드리선식을 오드리환과 같이 섭취함으로써 유익균의 활성화를 빠르게 도와 장의 해독력 회복과 함께 체지방의 감소를 유도하여 많이 빠른 속도의 다이어트가 될 수 있다. 물론 해독이 빠르게 이루어진 5일째부터는 '선'프로그램이든, '활'프로그램이든, '기본환'프로그램이든 상관없다.

이렇게 설명하면 1일, 2일, 3일, 4일 연달아 실행해야 할 것 같지만, 오드리다이어트는 굳이 그렇게 하지 않아도 된다. 만약 첫

날 '쾌'프로그램을 실행하였지만, 그 이튿날 의도치 않은 일로 '쾌'프로그램을 못 할 경우에는 '선'프로그램이든, '활'프로그램이든, '기본환'프로그램이든 상관없다. '쾌'프로그램을 다시금 실행할 수 있을 때 하면 된다.

'쾌'프로그램은 연속적으로 진행되어야만 하는 것은 아니며, 그때그때 해독작용이 이루어져 있기 때문에 누적화된다는 느낌으로 할 수 있을 때 진행하면 된다. 물론 연달아 진행하는 것이 가장 효과적이다. 당연히 '쾌'프로그램은 몇 차례 반복적으로 실행할 수 있다. '쾌'프로그램으로 며칠간 몸이 좋아짐을 확인하는 환자분들은 중간중간에 '쾌'프로그램을 다시금 실행하기도 한다.

2. 조금 빠른 다이어트 '선'프로그램

'선'프로그램은 아침이든, 점심이든, 저녁이든 하루에 1끼 정도를 식사대용으로 오드리선식을 오드리환과 같이 섭취함으로써 해독능력을 조금이라도 활용하기 위한 다이어트다. '쾌'프로그램보다는 늦지만 '활'프로그램보다는 조금 빠른 오드리다이어트라고 이해하면 된다.

3. 빠른 다이어트 '활'프로그램

'활'프로그램은 하루에 4끼든, 3끼든, 2끼든 식사를 다 하고, 공복 시에 오드리선식을 섭취함으로써 장의 기능을 활성화시키고 오드리환을 통해 체지방 분해를 유도하는 다이어트 프로그램이다.

예를 들어 "원장님, 저는 10년간 아침을 안 먹었어요."라고 하는 환자분의 경우에 오드리선식을 아침에 섭취하면 영양작용에 의해서 체지방이 더 늘어나기보다는 오히려 해독작용에 의해서 체지방의 감소가 더 뚜렷하게 된다.

결론적으로, 오드리환만으로 진행하는 기본 프로그램이 가장 느린 속도로, 오드리환과 공복시의 오드리선식으로 이루어진 '활'프로그램이 그 다음 빠른 속도로, 오드리환과 식사대용의 한 끼 오드리선식으로 이루어진 '선'프로그램이 그 다음 빠른 속도로, 오드리환과 며칠간 빠른 해독을 위해서 식사대용으로 오드리선식을 섭취하는 '쾌'프로그램이 가장 빠른 속도의 다이어트가 된다.

오드리다이어트는 계획하지 않는다. 오드리다이어트는 대응하면 된다. **'기본환'프로그램은 기본 목표로, '활'프로그램은 조금 많은 체지방 감소를 목표로, '선'프로그램은 조금 더 많은 체지방 감소를 목표로, '쾌'프로그램은 더더 많은 체지방 감소를 목표로**

하면 된다.

일상적인 생활 속에서 억지로 참거나 절제할 필요가 없이 대응하면 된다. 오드리환을 한 번 더 복용하든, 오드리선식을 한 번 더 섭취하든 다양한 방법으로 대응하면 된다.

예를 들어, 오늘 저녁에 식사대용으로 오드리선식을 섭취하고 '선'프로그램으로 해독을 시켜야지 생각을 했는데, 갑자기 친구가 만나자고 하여 어쩔 수 없이 식사를 했다면 섭취된 오드리선식과 복용한 오드리환으로 이는 '활'프로그램에 해당하게 된다.

이렇듯 의도치 않은 상황이 발생해도 어떠한 형태로든 지속적으로 오드리다이어트가 진행되고 있기에 건강하게 체지방의 분해는 이루어지게 된다.

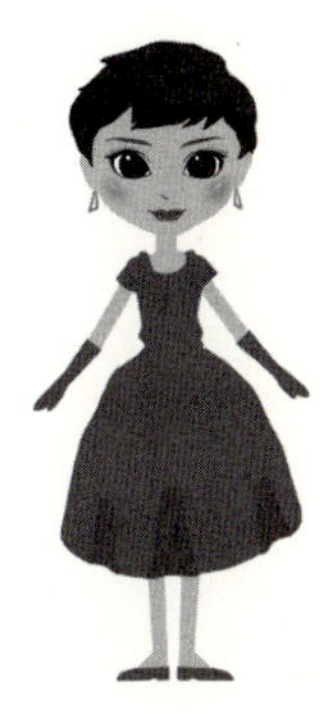

03

혈관이 깨끗해지고 세포가 젊어지는 오드리다이어트

오드리다이어트는 혈관 건강지수가 좋아진다.
오드리다이어트는 혈관 건강타입이 좋아진다.
오드리다이어트는 세포 건강나이가 좋아진다.

근육 운동의 의미

운동을 하게 되면 처음에는 혈액 내의 에너지를 사용하게 되며, 그 다음에는 근육 내의 에너지, 그 다음으로 간에 축적된 에너지를 사용하게 된다. 최종적으로 체지방에 축적된 에너지를 사용하기 위해서 고강도로, 최소 30분 이상 쉼없이 운동이 진행되어야 한다. 즉, 노동에 가까운 운동이어야 체지방 분해가 가능하다는 얘기다.

운동을 전문으로 하는 운동선수가 아닌 이상 고강도의 운동을 30분 이상 지속적으로 하기는 어렵다. 또한 하루에 10시간 동안 체력 관리를 하는 운동선수라 하더라도 운동의 패턴에 따라 체지방이 늘기도 하고, 체지방이 줄기도 한다. 예를 들어, 장거리 달리기 운동선수는 대체적으로 체지방이 줄어 마른 경우가 많다. 이에 비해서 단거리 달리기 운동선수는 근력이 강화됨에도 불구하고 체지방이 상대적으로 덜 줄어들게 된다.

체지방 1kg을 분해하기 위해서는 운동의 종류별로 어느 정도가 필요한지 알아보자.

빨리걷기를 24시간, 자전거타기를 25시간, 등산을 19시간, 산책을 32시간, 조깅을 13시간, 수영을 16시간 정도 쉼없이 해야 체지방 1kg이 소비된다고 한다.

더구나 체지방 분해를 위해서는 최소 30분을, 고강도로, 쉼없이 운동해야 한다고 한다. 따라서 통상적인 정도의 운동으로는 체지방 분해가 이루어지지 않는다.

그럼에도 불구하고 적절한 운동이 필요한 이유는 체지방 분해가 아니라 근육 밑에 있는 정맥과 림프는 자체 순환력이 없기에 근육의 운동을 통해서 쥐어짜주지 않으면 순환에 문제가 발생한다. 동맥은 심장의 펌프력에 의해서 순환될 수 있지만, 정맥과 림프는 자체적으로 순환할 수가 없어 근육의 움직임으로 강제적으로 순환시켜야 한다. 그래야 원활한 혈액순환과 림프순환이 이루어질 수 있다.

즉 심장의 박동력으로 동맥으로 흘러갔던 혈액은 근육을 움직여 주지 않으면 다시 심장으로 돌아올 수 없다. 극단적인 예로 경제적으로 넉넉하여 이 세상에서 제일 좋은 음식들과 이 세상에 제일 좋은 약들을 늘 복용하는 분이 좋은 음식과 좋은 약을 먹고 움직임 없이 바로 눕고 먹고 바로 눕고 하는 양상으로 한 달을 지내면 아무리 좋은 음식을 먹고, 아무리 좋은 약을 먹어도 큰 병에 걸릴 수밖에 없다.

혈관, 림프, 세포가 좋아지는 오드리다이어트

오드리다이어트는 다이어트를 위한 운동이 아닌, 건강을 위해서 혈액순환과 림프순환의 정맥과 림프의 순환력을 위한 적절한 운동을 권하는 것이다.

따라서 오드리다이어트는 혈액과 림프순환을 위해 적당한 운동은 해도 된다고 권하지만 다이어트를 위한 무리한 운동은 요구하지 않는다. 아니, 체중 감량을 목표로 하는 무리한 운동은 오히려 좋지 않다고 말씀드린다.

물론 오랫동안 강한 운동을 해서, 조금 강하다고 느끼는 운동이라 하더라도 일상의 삶에 활력을 주면서 긍정적으로 느끼는 분들은 이전의 운동 양상을 그대로 유지해도 된다. 오드리다이어트를 위해서 운동량과 운동 강도, 운동의 패턴을 바꿀 필요는 없다. 다만, 체중 감소를 목표로 이전에 하지 않았던 운동을 무리하게 새롭게 실행하지 않는 것이 좋다는 의미다.

> **결론적으로, 오드리다이어트는 '괴로운 식이요법'이 필요치 않다. 오드리다이어트는 '힘겨운 운동요법'이 필요치 않다.**

오드리환을 하루에 3번 복용할 경우에는 아래 방향으로, 하루에 2번 복용할 경우에는 조금 완만하게, 하루에 1번 복용할 경우에는 유지 관리한다는 생각으로 진행하면 된다.

만약 일상적인 생활에서 평소와는 다른 가변적인 상황이 발생하여 다이어트에 부정적인 측면이 발생한다면 복용 횟수를 늘리면 된다.

따라서 오드리다이어트는 계획하지 않아도 된다. 오드리다이어트는 가변적인 일상에 적절하게 대응하면 된다.

물론 조금 더 건강하고 빠른 다이어트를 원하면 오드리선식과 병행하는 '쾌(快)'프로그램, '선(鮮)'프로그램, '활(活)'프로그램을 선택하면 된다. 그러면 건강하게 체지방의 감소가 이루어지면서 자연스럽게 맵시와 라인이 살아나게 될 것이다.

오드리다이어트를 통해서 외적 변화뿐만 아니라 내적으로도 건강해지고 있음은 생체 지표인 혈관 건강지수, 혈관 건강타입, 세포 나이를 통해서도 재차 검증할 수 있다. 단계별로 차근차근 오랫동안 오드리다이어트를 지속적으로 진행하면 이전에 나빴던 혈관 건강지수가 좋아지고, 혈관 건강타입도 좋아지고, 세포막의 건강도인 위상각도 좋아짐을 확인하게 된다.

카드섹션으로 보는
화제만발~ 오드리다이어트

오드리다이어트의 특징

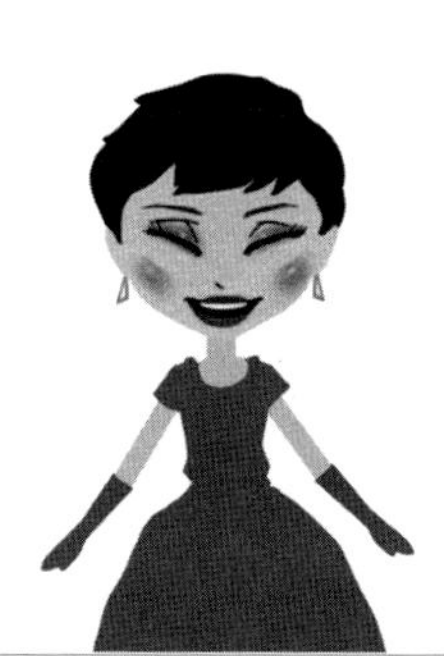

① 괴로운 식이요법이 필요 없습니다.
② 힘겨운 운동요법이 필요 없습니다.
③ 두려운 요요현상이 걱정 없습니다.
④ 혈관 건강지수가 좋아집니다.
⑤ 혈관 건강타입이 좋아집니다.
⑥ 세포 건강나이가 좋아집니다.

오드리다이어트의 장점

① 즐거운 다이어트입니다.
② 건강한 다이어트입니다.
③ 체지방 분해 위주의 다이어트입니다.
④ 적은 체중의 감소만으로도 볼륨이 생기는 다이어트입니다.
⑤ 요요현상이 적은 다이어트입니다.
⑥ 활기차고 의욕이 생기는 다이어트입니다.
⑦ 피부가 고와지는 다이어트입니다.
⑧ 피부의 탄력이 좋아지는 다이어트입니다.
⑨ 피부의 조밀도가 좋아져 화장이 잘 받는 다이어트입니다.
⑩ 인위적으로 무언가를 해야 하는 부담감이 없는 다이어트입니다.

오드리다이어트의 단점

물 빼는 다이어트에 비해 체중 감소의 속도가 늦습니다.

오드리다이어트의 단점 극복방안

오드리다이어트의 복용과 더불어 식이조절을 하면 조금 더 빠른 효과를 볼 수 있습니다. 오드리다이어트의 복용과 더불어 운동을 병행하면 조금 더 빠른 체중 감소 효과를 볼 수 있습니다. 단, 식이조절과 운동조절을 통한 체중의 추가 감소는 요요를 동반할 수 있습니다.

오드리환의 특징

① 복용이 간단합니다.
② 보관과 휴대가 간편합니다.
③ 탕약을 복용하기에 부담을 느끼는 경우에 좋습니다.

오드리환의 효능

- 체지방 분해로 체중이 자연스럽게 감소합니다.
- 체중은 체지방+체수분+근육+뼈 등으로 구성됩니다. 기존 다이어트는 체지방보다는 체수분, 근육 등을 감소시켜 일시적으로 체중의 감소 효과를 보일 수 있으나, 빠진 체수분은 오히려 더 증가하여 요요가 발생합니다. 하지만 오드리환은 1kg이 빠지든, 2kg이 빠지든, 3kg이 빠지든 빠진 수치가 거의 체지방이므로 진정한 다이어트라고 할 수 있습니다. 따라서 1kg만 빠져도 몸의 라인이 달라짐을 느낄 수 있습니다.

오드리환의 복용방법

- 하루 3번, 식사 30분~1시간 전에 복용하면 됩니다. (식사 전에 복용하면 더욱 효과적입니다.)
- 복용 시간을 놓친 경우에는 식후에 드셔도 됩니다.
- 개인에 따라, 오드리환 카테고리 단계에 따라 일시적인 두근거림, 손떨림, 땀이 나거나 상열감이 있지만 사람에 따른 초기 증상이니 수일 이내에 없어집니다. 만약 이러한 증상들로 불편할 경우에는 약 복용량과 횟수를 조절하면 됩니다. (복용 횟수를 3회에서 2회, 혹은 1회로 줄이거나 복용량을 1/2포까지 줄이면 됩니다.)
- 보통 80%의 분들은 하루 3회, 1회 1포씩 복용하면 됩니다.
- 상위 10%의 식욕이 엄청나게 좋고 체격이 좋은 경우에는 복용 횟수를 늘리거나 1회 복용시 2포까지 늘려도 됩니다.
- 하위 10%의 야위었음에도 불구하고 체지방을 줄이고자 하는 경우에는 복용 횟수를 줄이거나 1회 복용 시 1/2포까지 줄여도 됩니다.

오드리환 복용 시 준수사항

- 술과 밀가루 음식, 간식 이외는 몸이 원하는 만큼 마음껏 드시고, 규칙적인 식사를 하기 바랍니다.
- 목이 많이 마를 경우 음료수 대신 미지근한 물을 드시기 바랍니다.
- 오드리환에 대한 반응도는 개인차가 있습니다.

참고문헌

〈호르몬 밸런스〉 스토리 3.0
〈당질 제한식 다이어트〉 아이소
〈칼로리의 거짓말〉 홍익출판사
〈CLEAN 클린〉 샘앤파커스
〈다이어트 불변의 법칙〉 사이언스북스

괴로운 식이요법 없이
힘겨운 운동요법 없이
두려운 요요현상 없이

오드리다이어트 혁명

조정식 지음

1판 1쇄 인쇄 | 2017년 7월 20일
1판 1쇄 발행 | 2017년 7월 25일

발행처 | 건강다이제스트사
발행인 | 이정숙
디자인 | 김서이

출판등록 | 1996. 9. 9
등록번호 | 03 - 935호
주소 | 서울시 용산구 효창원로70길 46(효창동. 대신빌딩 3층)
TEL | (02)702-6333 FAX | (02)702-6334

값 13000원

ISBN 979-11-87415-14-5   13510